XVIIth International Congress of Medicine

London: 1913

Psychiatry

Psycho-Analysis

PAR

M. le Dr. PIERRE JANET

Membre de l'Institut, Professeur au Collège de France, Paris

LONDON

HENRY FROWDE   HODDER & STOUGHTON
OXFORD UNIVERSITY PRESS   WARWICK SQUARE, E.C.

1913

SECTION XII

PSYCHIATRY

DISCUSSION No. 2

PSYCHO-ANALYSIS

Rapport par M. le Dr. PIERRE JANET, Membre de l'Institut,
Professeur au Collège de France, Paris

Les travaux de M. Freud (de Vienne) ont été le point de départ
d'une étude particulière qui s'intitule 'la Psycho-analyse' et qui se
propose de se substituer sur bien des points aux anciennes études psychologiques et psychiatriques. Les élèves de cette école nous représentent
ces études comme 'un point de vue nouveau', comme une révolution
dans la science psychologique.[1] Je ne puis pas essayer d'exposer ici ces
études nouvelles, extrêmement nombreuses et variées : elles sont d'ailleurs connues de la plupart des membres de ce Congrès et elles vont
être exposées ici même par le second rapporteur de cette question,
M. Jung, qui est un des plus brillants défenseurs de ces doctrines.[2] Je ne
puis pas non plus avoir la prétention d'entreprendre ici la discussion
complète de la psycho-analyse qui touche non seulement à toutes les
questions de la psychologie et de la psychiatrie, mais qui aborde aussi
résolument tous les problèmes de la grammaire, de la linguistique, de
la littérature, des arts et des religions : je me sens bien incapable de la
suivre sur toutes ces hauteurs. Je me propose un but bien plus modeste :
je me propose simplement de chercher sur quelques points particuliers
ce qu'il y a de caractéristique et de nouveau dans ces études afin de
permettre aux membres du Congrès de les discuter et de choisir en connaissance de cause entre l'ancienne psychologie et la nouvelle.

Mes propres travaux me donnent peut-être le droit de chercher
à établir cette distinction : M. Freud dans ses premiers travaux a signalé
avec une amabilité dont je le remercie mes propres recherches sur l'hystérie,[3] et M. K. Jung, dans son rapport sur les théories de l'hystérie
présenté au Congrès d'Amsterdam, a bien voulu signaler mon nom
parmi les humbles précurseurs de la bonne parole.[4] Les études aux-

---

[1] A. Maeder, 'Sur le mouvement psycho-analytique, un point de vue nouveau
en psychologie,' *L'Année psychologique*, xviii, 1912.

[2] Un exposé remarquable de ces doctrines vient d'être publié en français par
MM. E. Régis et A. Hésnard, 'La doctrine de Freud et de son école,' *L'Encéphale*,
10 avril 1913, p. 356, 10 mai 1913, p. 446.

[3] S. Freud, *Die Abwehr Neuropsychosen*, 1894, p. 1. J. Breur et S. Freud, *Studien
über Hysterie*, 1895, p. 4.

[4] K. Jung, *Comptes rendus du Congrès de Psychiatrie*, Amsterdam, 1908, p. 273.

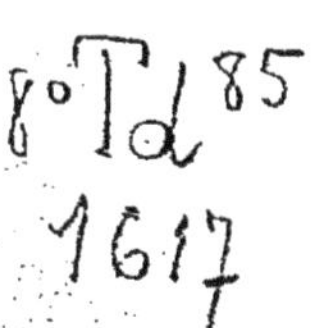

quelles ces auteurs faisaient obligeamment allusion n'avaient rien de révolutionnaire, elles s'efforçaient d'appliquer l'analyse psychologique avec ses anciennes méthodes d'observation et d'induction à divers symptômes pathologiques. Puisque la psycho-analyse en est sortie brillamment, il est intéressant de constater en quoi elle en diffère ; et mon travail aura pour objet de mettre en lumière la différence entre la psycho-analyse et l'analyse psychologique. J'examinerai ces différences à propos de trois problèmes seulement : le problème des souvenirs traumatiques dans les névroses, le problème du rôle de ces souvenirs traumatiques, et en dernier lieu le caractère sexuel de ces souvenirs traumatiques. Ce n'est là évidemment qu'un point dans une œuvre immense et touffue, mais peut-être son étude permettra-t-elle de mettre en lumière quelques caractères essentiels de la nouvelle psychologie.

I. LES SOUVENIRS TRAUMATIQUES

Le point de départ des doctrines de la psycho-analyse me semble bien être, comme M. Freud l'a indiqué lui-même, les observations de Charcot sur les névroses traumatiques et mes propres recherches sur certaines idées fixes des hystériques : qu'il me soit permis de rappeler brièvement ces études de l'analyse psychologique afin de faire voir de quelle manière la psycho-analyse les a transformées.

Parmi les causes auxquelles les aliénistes et les neurologistes rattachaient les symptômes pathologiques observés chez leurs malades, hérédité, influence du milieu, éducation, fatigues, intoxications, etc., on a toujours fait une place importante à certains événements particuliers de la vie du malade, capables de bouleverser son esprit. On répétait depuis longtemps qu'un grand nombre de troubles névropathiques pouvaient naître à l'occasion, d'une émotion, d'une préoccupation, d'un chagrin déterminés par un événement particulier. Moreau de Tours, Baillarger, Briquet surtout insistaient sur ce rôle pathologique des chagrins et des émotions ; mais la fréquence de pareils événements au début des maladies de l'esprit et leur importance dans la détermination de la maladie n'avait guère été déterminée que d'une manière fort vague.

Dans ses leçons de 1884-5 sur certains accidents de l'hystérie, Charcot a réussi à mettre en évidence d'une manière bien plus nette ce rôle des événements impressionnants. A propos de quelques cas de paralysie hystérique survenue à la suite d'un accident, il a montré que l'émotion momentanée déterminée par l'accident n'était pas la seule cause de la maladie, mais qu'il fallait faire jouer un rôle aux souvenirs laissés par cet accident, ' aux idées, aux préoccupations ' que le malade conservait à propos de l'accident. Beaucoup d'observateurs, et en particulier Mœbius, 1888, Franck, Forel s'étaient rattachés à cette conception et admettaient que certains accidents hystériques étaient des modifications corporelles se rattachant à des idées et à des souvenirs.

J'ai eu l'occasion dès mes premiers travaux publiés de 1886 à 1892 de confirmer cette conception à propos de nombreux cas de paralysie ou de contracture survenus à la suite de traumatismes matériels plus ou moins graves et du souvenir laissé dans l'esprit par l'accident. Puis j'ai été amené à élargir cette notion en montrant que des troubles névro-pathiques du même genre pouvaient survenir à la suite d'événements plus simples, qui ne déterminaient pas une blessure matérielle mais une simple émotion morale. Le souvenir de l'événement persistait de la même manière avec son cortège de sentiments divers et c'est lui qui déterminait directement ou indirectement certains accidents de la maladie.

J'avais fait cette observation à propos d'un très grand nombre de malades, mais comme mon premier livre sur l'automatisme psychologique avait un caractère plus philosophique que clinique, je n'en rapportais qu'un petit nombre d'observations. Parmi celles-ci une des plus carac-téristiques est la suivante :[1] Une jeune fille de 19 ans présentait tous les mois à ses époques de grandes crises convulsives et délirantes qui se prolongeaient pendant plusieurs jours. Les règles commençaient nor-malement, mais quelques heures après le début de l'écoulement la malade se plaignait de ressentir un grand froid et présentait un frissonnement très caractéristique : à ce moment les règles s'arrêtaient et le délire commençait. Dans l'intervalle de ses crises le même sujet avait des accès de terreur avec l'hallucination du sang répandu devant elle, en outre elle présentait divers stigmates permanents et entre autres une anesthésie de la face du côté gauche avec amaurose de l'œil gauche.

En étudiant avec soin l'histoire de la vie de cette malade et surtout, les souvenirs qu'elle avait conservés des divers événements de sa vie on constatait certains faits curieux. A l'âge de 13 ans cette jeune fille avait essayé d'arrêter ses règles en se plongeant dans un baquet d'eau froide et elle avait eu à ce propos du frisson et du délire ; les règles immédiatement arrêtées ne s'étaient plus présentées pendant plusieurs années et quand elles avaient réapparu elles avaient amené les troubles que nous venons de constater. Plus tard elle avait été terrifiée en voyant une vieille femme tomber dans l'escalier et inonder les marches de son sang. A une autre époque, vers l'âge de 9 ans, elle avait été forcée de coucher avec un enfant dont la face sur tout le côté gauche était couverte de gourme et elle avait éprouvé pendant toute la nuit un grand dégoût et une grande frayeur.

On peut constater que ces événements ont déterminé des attitudes du sujet qui ressemblent exactement à celles que nous constatons aujourd'hui dans les accidents qu'il présente. On peut vérifier que les accidents ne se sont développés qu'à la suite de ces événements et du souvenir qu'ils ont laissé ; aujourd'hui encore on peut rappeler l'accident en rappelant le souvenir de l'événement correspondant. Enfin en modifiant le souvenir par divers procédés on constate la disparition ou la modification du symptôme correspondant. De ces remarques

[1] *L'Automatisme psychologique*, 1889, pp. 160, 439.

découle l'hypothèse assez naturelle que le souvenir laissé par ces incidents a joué et joue encore un certain rôle dans le déterminisme des symptômes hystériques que cette jeune fille a présentés et qu'il influe sur la forme particulière qu'on prise ces symptômes.

Ce même ouvrage sur l'automatisme psychologique contenait plusieurs autres observations du même genre.[1] Plus tard j'ai pu vérifier les mêmes faits à propos d'un cas d'aboulie remarquable,[2] et surtout à propos des troubles amnésiques présentés par Mme D. Cette femme de 34 ans est entrée brusquement dans l'état névropathique à la suite d'une violente émotion déterminée par un mauvais plaisant qui lui a crié brusquement à l'oreille que son mari était mort. J'ai pu établir que l'amnésie continue si curieuse de cette malade, ses crises délirantes, et tous ses troubles étaient en relation avec le souvenir traumatique laissé par cet incident.[3] Dans mes autres travaux postérieurs ces observations deviennent beaucoup plus nombreuses et on pourrait facilement y relever une cinquantaine de cas où le souvenir traumatique est présenté comme un facteur essentiel de la maladie. Dans les uns il s'agit d'anorexie et de délire d'inanition déterminé par le souvenir d'une séduction et d'un accouchement clandestin, dans d'autres de diverses dysesthésies, en particulier de l'horreur de la couleur rouge en rapport avec le souvenir d'un enterrement où le cercueil était recouvert d'immortelles rouges ; dans ceux-ci on voyait des paraplégies avec rétraction des adducteurs, les custodes, déterminées par le souvenir d'un viol ou par le souvenir des rapports avec un mari devenu odieux, dans ceux-là on observait diverses chorées systématiques reproduisant les mouvements professionnels à cause de la pensée persistante de la misère des parents et de la nécessité du travail.[4]

J'insiste particulièrement sur une observation assez remarquable qui prend ici un certain intérêt : [5] Une jeune fille de 25 ans présentait depuis six ans une série d'accidents variés : anesthésies cutanées et viscérales, accès de météorisme, troubles de la digestion, vomissements incoercibles, contractures des jambes, astasie-abasie énorme qui depuis cinq ans avait rendu la marche tout à fait impossible. J'appris par une conversation au cours d'un état somnambulique une triste aventure survenue à cette jeune fille : vivant seule avec son père à l'âge de 18 ans elle était devenue sa maîtresse et les relations avaient duré pendant un an. Les accidents hystériques avaient commencé peu de temps après. J'ai pu montrer la relation étroite qui unissait tous ces accidents avec le souvenir des relations coupables et la crainte de leurs conséquences,

[1] Cf. *L'Automatisme psychologique*, pp. 208, 211.

[2] *Revue philosophique*, mars 1891 ; *Névroses et idées fixes*, 1898, i, p. 16.

[3] *Congrès pychologique de Londres*, 1er août 1892 ; *Revue générale des Sciences*, mai 1893 ; *Névroses et idées fixes*, 1898, p. 139.

[4] *L'État mental des hystériques*, 1re édit., 1893, ii, p. 100 et seq.

[5] 'Traitement psychologique de l'hystérie,' publié dans le *Traité de Thérapeutique appliquée* de A. Robin, 1898, xv, p. 627.

et par des modifications de l'idée fixe j'ai pu supprimer tous les troubles, ce qui justifiait assez bien l'hypothèse relative à leur origine.

Des études du même genre ont été continuées dans mon livre sur les *Obsessions et la psychasténie*, 1903 ; elles ont été confirmées par beaucoup d'auteurs, et on peut considérer comme acquis que le souvenir d'un événement particulier de la vie peut jouer un rôle important dans la détermination des accidents névropathiques, c'est ce que l'on peut résumer en admettant *l'importance du souvenir traumatique dans les névroses*.

De telles recherches cependant ont toujours été présentées comme des interprétations hypothétiques et partielles des troubles névropathiques et psychopathiques. Les souvenirs traumatiques paraissent jouer un rôle essentiel dans un certain nombre de cas, mais il est incontestable qu'ils peuvent n'avoir qu'une importance très restreinte ou même ne jouer aucun rôle dans d'autres observations et j'en ai publié un très grand nombre de ce genre. Comment cela est-il possible ? C'est qu'une névrose avec l'ensemble des symptômes qu'elle présente est une chose fort complexe que bien des causes ont contribué à édifier. Le souvenir n'agit pas seul, car on ne pourrait comprendre que le souvenir d'un événement lointain gardât chez quelques individus une si grande puissance tandis qu'il restait insignifiant chez la plupart des autres. Il faut pour qu'il devienne dangereux qu'il se rencontre avec un état mental tout particulier capable de favoriser son développement. J'ai essayé bien souvent d'analyser cet état mental dangereux et prédisposant, ou, si l'on préfère, cet ensemble d'autres symptômes mentaux qui doivent se joindre au souvenir d'un événement pour le rendre traumatique : j'ai essayé de le résumer par les mots de *rétrécissement du champ de la conscience*, de *faiblesse de la synthèse psychologique*, *d'abaissement de la tension psychologique*, etc. L'événement pour devenir dangereux et laisser un souvenir traumatique devait coïncider avec cet état de dépression mentale : ' si par malheur une impression nouvelle et dangereuse est faite sur l'esprit à ce moment où il est incapable de résister, elle prend racine dans un groupe de phénomènes anormaux, elle s'y développe et ne s'efface plus. C'est en vain que les circonstances fâcheuses disparaissent et que l'esprit essaye de reprendre sa puissance accoutumée, l'idée fixe comme un virus malsain a été semée en lui et se développe à un endroit qu'il ne peut plus atteindre.'[1] Il est facile de faire à ce propos un rapprochement entre les troubles de l'esprit et les maladies infectieuses du corps dont le développement ne dépend pas uniquement du microbe mais aussi du terrain, c'est-à-dire de l'état général de l'organisme au moment de l'infection.[2]

D'où vient maintenant cette faiblesse psychologique, cette dépression qui doit coïncider avec le souvenir pour le rendre traumatique ? C'est

---

[1] *L'Automatisme psychologique*, p. 457.
[2] *L'État mental des hystériques*, 1ʳᵉ édit., ii, p. 183 ; ' Traitement de l'hystérie ', dans le *Traité de Thérapeutique appliquée* de A. Robin, xv, pp. 156, 160.

là à mon avis une deuxième question qu'il ne faut pas confondre avec la première, avec celle qui a rapport à la recherche du souvenir traumatique. Dans certains cas, mais dans certains cas seulement, la dépression peut avoir débuté au même moment que le souvenir traumatique lui-même et à propos du même événement. Cet événement a déterminé une forte émotion, et par conséquent une fatigue et un épuisement qui ont abaissé la tension psychologique et, en même temps, il a donné naissance à un souvenir précis qui est devenu traumatique, grâce à l'épuisement précédent : les choses semblent s'être passées ainsi dans le cas de Mme D. et dans quelques-uns des cas que je viens de signaler quand toute la névrose semble avoir un point de départ très précis dans un événement particulier. C'est là un cas tout spécial et à mon avis assez rare, mais même dans ce cas il faut distinguer deux phénomènes, le souvenir ou l'idée fixe et la dépression produite par l'épuisement, car ces deux phénomènes n'ont pas le même mécanisme ni les mêmes conséquences.

Le plus souvent il n'en est pas ainsi, les deux phénomènes se séparent visiblement et débutent même à des époques différentes et pour des causes différentes. Quelquefois, dans des cas également assez curieux, on peut rattacher ces deux modifications mentales à deux événements successifs : c'est ce que j'ai appelé 'la double émotion'.[1] Un événement détermine l'émotion épuisante qui abaisse le niveau mental, et peu de temps après un autre événement sème dans l'esprit l'idée fixe. Ou bien les choses se passent d'une manière inverse : un premier événement a laissé un souvenir qui par lui-même n'était pas traumatique, mais peu après un autre événement a déterminé une dépression grave et a permis au premier souvenir de prendre un développement dangereux.

Ce sont encore là des cas particuliers, le plus souvent la dépression était beaucoup plus ancienne et avait été déterminée peu à peu par une foule de petites émotions, de petites fatigues répétées qui avaient rempli le cours de la vie sans déterminer des événements bien distincts ni bien remémorés. Enfin il faut bien souvent remonter plus loin et trouver dans la constitution héréditaire, dans la période de la vie que traverse le sujet, dans les maladies physiques, dans les intoxications diverses qu'il a supportées, l'origine de la dépression elle-même. Celle-ci peut sans doute se préciser, grâce à un souvenir traumatique, surajouté et prendre alors des formes spéciales qu'il faut bien connaître, mais il ne faut pas oublier qu'elle a aussi des caractères qui lui sont propres, qu'elle peut, même en étant réduite à elle-même, se manifester par une foule de symptômes et qu'elle peut enfin constituer une névrose fort pénible en l'absence de souvenir traumatique.

Les idées fixes elles-mêmes qui peuvent surgir dans ces névroses ne sont pas forcément l'expression des souvenirs traumatiques : elles peuvent se former par un tout autre mécanisme. Ces idées peuvent être simplement l'expression plus ou moins imagée et métaphorique des

[1] *Obsessions et Psychasténie*, 1903, p. 594.

sentiments d'incomplétude que le sujet éprouve du fait de sa dépression. Bien des malades, par exemple, quand leur tension psychologique est abaissée, ne peuvent accomplir les actions dès qu'elles deviennent sociales. Ils constatent que leur pensée s'abaisse, ou qu'elle s'arrête et qu'elle dérive en agitations mentales et en angoisses dès qu'ils se trouvent en présence de telle ou telle personne. Il leur semble alors que cette personne leur ' vole leur pensée ' et ils ont à son propos des idées fixes de scrupule, de honte, de haine, de persécution. Il ne faut pas toujours affirmer qu'il y a eu un événement traumatique dans lequel cette personne a été mêlée : l'idée fixe n'est ici que l'expression de la dépression elle-même et elle ne doit être ni interprétée, ni traitée de la même manière que l'idée fixe qui résulte d'un simple souvenir traumatique.

Ces réflexions ont déterminé dès le début de mes études des précautions toutes particulières dans l'étude et dans la recherche des souvenirs traumatiques. La découverte de tels souvenirs étant importante pour l'interprétation et pour le traitement de certaines névroses, il faut faire tous ses efforts pour les découvrir quand ils existent ; mais, comme il reste entendu que de tels souvenirs peuvent fort bien être absents dans d'autres cas de névrose qui devront être interprétées et traitées autrement, il faut également faire tous ses efforts pour ne pas découvrir de tels souvenirs traumatiques quand ils n'existent pas. Par conséquent il faut recueillir avec précision toutes les indications que le sujet peut donner sur ses propres pensées et sur ses souvenirs, il ne faut être rebuté ni par la longueur de ses bavardages, ni par la puérilité de ses récits et il faut examiner avec soin le rôle qu'ont pu jouer tous les événements qu'il raconte. Malheureusement j'ai été vite convaincu que les souvenirs traumatiques les plus importants n'étaient pas toujours bien connus par le sujet lui-même, ni exprimés par lui clairement quand il cherchait à le faire volontairement. Il fallut donc rechercher même les souvenirs cachés que le malade conservait dans son esprit à son insu. On pouvait les soupçonner souvent d'après les gestes, les attitudes, les intonations du malade, quelquefois il fallut les rechercher dans ces états de conscience particuliers où d'autres catégories de souvenir réapparaissent, dans les somnambulismes, dans les écritures automatiques, dans les rêves.[1] Les souvenirs traumatiques de Marie, cette jeune fille qui présentait du délire au moment de l'arrêt des règles, ont été surtout découverts pendant des crises d'hystérie et pendant des somnambulismes. Les souvenirs traumatiques de Mme D. ont été surtout découverts, au moins au début, pendant les rêves de la nuit.[2] Dans tous ces cas, on prenait la précaution de recueillir les paroles mêmes du sujet pendant l'état anormal sans les modifier d'aucune manière. Mme D. était surveillée pendant son sommeil et l'on recueillait les paroles qu'elle prononçait à demi-voix ; dans d'autres cas je faisais réveiller brusquement le sujet afin de recueillir les paroles qu'il prononcerait au premier moment du réveil. Ces paroles n'étaient con-

---

[1] *Traitement psychologique de l'hystérie*, loc. cit., p. 191.
[2] *Congrès de Psychologie de Londres*, 1892 ; *Névroses et idées fixes*, i, p. 127.

servées que si elles avaient un sens précis par elles-mêmes et se rapportaient
à un événement déterminé.

Une très grande circonspection était nécessaire quand on cherchait
à établir une relation entre tel ou tel souvenir ainsi découvert et certains
symptômes pathologiques. Il fallait rechercher avec soin si les troubles
avaient coïncidé avec l'événement remémoré, s'il y avait parallélisme
entre le développement des troubles et celui du souvenir, si aujourd'hui
encore les deux termes étaient liés de telle manière que l'on ne put modifier
l'un sans influencer l'autre. Ce n'est qu'après un grand nombre de véri-
fications de ce genre que j'étais disposé à admettre dans certains cas
particuliers et dans certains cas seulement le rôle d'un souvenir traumatique.

Tel était le bilan des études commencées sur cette question par
l'analyse psychologique quand sont survenus sur le même terrain les
travaux de M. S. Freud et de ses nombreux élèves qui devaient, paraît-il,
tout révolutionner. Je dois avouer à ma grande honte qu'au début je
n'ai pas du tout compris l'importance de ce bouleversement et que j'ai
naïvement considéré les premières études de MM. Breuer et S. Freud
comme une confirmation des plus intéressantes de mes études. ' Nous
sommes heureux, disais-je à ce moment,[1] que MM. Breuer et Freud aient
vérifié récemment notre interprétation déjà ancienne des idées fixes
chez les hystériques.' En effet ces auteurs montraient par des exemples
très heureusement choisis que certains troubles hystériques étaient la
conséquence de ' réminiscences traumatiques ' et leurs observations, je
le constatais avec plaisir, étaient tout à fait analogues aux miennes.
Tout au plus ces auteurs changeaient-ils quelques mots dans leur des-
cription psychologique : ils appelaient psycho-analyse ce que j'appelais
analyse psychologique, ils nommaient ' complexus ' ce que j'avais nommé
' système psychologique ' pour désigner cet ensemble de phénomènes
psychologiques et de mouvement, soit des membres, soit des viscères, qui
restait associé pour constituer le souvenir traumatique ; ils baptisaient
du nom de ' catharsis ' ce que je désignais comme une dissociation des idées
fixes ou comme une désinfection morale. Les noms étaient différents
mais toutes les conceptions essentielles, même celles qui étaient encore
sujettes à la discussion, comme celle du ' système psychologique ', étaient
acceptées sans modification. Encore aujourd'hui si on laisse de côté
les discussions aventureuses et si on examine seulement les observations
publiées par des élèves de M. Freud à propos des souvenirs traumatiques,
on retrouve encore des descriptions très analogues à celles que je publiais
autrefois. En considérant ces premières doctrines et ces observations on
a quelque peine à comprendre en quoi la psycho-analyse diffère tellement
de l'analyse psychologique et où se trouve ' le point de vue nouveau '
qu'elle a apporté à la psychiatrie.

Il est certain cependant que ces premières études sur les souvenirs

[1] *L'État mental des hystériques*, 1re édit., ii, p. 68.

traumatiques devaient déjà contenir au moins en germe une tendance nouvelle puisque toute la psycho-analyse en est sortie. Plusieurs auteurs ont essayé de nous montrer que le caractère propre de la psycho-analyse se trouve dans sa méthode : M. Jung déclare, non sans enthousiasme, que l'on essaye de réfuter M. Freud sans avoir utilisé sa méthode, et que l'on se conduit à ce propos comme un homme de science qui se rirait de l'astronomie sans consentir à regarder dans la lunette de Galilée. M. A. Brill[1], M. A. Maeder[2], M. E. Jones[3] nous ont indiqué les traits essentiels de cette méthode dont nous avons vu d'ailleurs les applications dans nombre d'études. Cherchons à mettre à part ce qui dans cette méthode est propre à la psycho-analyse.

Au premier abord les lecteurs se trouveront un peu déçus, car les méthodes indiquées semblent ne rien présenter de bien particulier. Ces auteurs insistent sur l'examen prolongé du malade, sur les longues heures consacrées au même sujet pendant des années. Hélas ! ce n'est pas là quelque chose de bien original : d'innombrables observateurs, parmi lesquels je dois me compter, ont perdu des heures et des heures, le jour et même la nuit, à observer de pauvres malades, à les retourner dans tous les sens sans parvenir à y rien comprendre. Il vaut mieux ne pas insister, on pourrait nous répondre comme fait le Misanthrope, quand il écoute le sonnet d'Oronte :

‘ Allez, Monsieur, le temps ne fait rien à l'affaire.’

M. Freud insiste sur des conseils qu'il est fort juste de répéter sans cesse, mais qui ne peuvent prétendre à l'originalité : il démontre après bien d'autres qu'il faut connaître toute la vie de son malade pour pouvoir comprendre ses troubles actuels. Les psychoses ne peuvent être considérées comme des accidents momentanés et locaux que l'on peut étudier et traiter en eux-mêmes sans s'occuper de toute l'histoire psychologique qui les a précédés. Pour bien connaître cette vie antérieure du malade, nos anciens maîtres répétaient qu'il faut recueillir des renseignements de tous les côtés, qu'il faut comparer les détails racontés par les parents et les amis avec ceux que donne le malade lui-même et qu'il faut surtout savoir écouter le malade. Ce dernier point est particulièrement important pour bien connaître les événements qui ont fait une impression sur le sujet et qui ont pu lui laisser des souvenirs impressionnants et dangereux. Il ne faut pas seulement tenir compte des réponses à des questions précises, mais noter toutes les paroles que le malade prononce en dehors de l'interrogatoire et quand il se laisse aller à bavarder sans se surveiller. Pour noter un tel bavardage, les disciples de M. Freud conseillent de placer simplement le sujet sur un fauteuil, tandis que le médecin se place derrière lui, et de lui conseiller de se laisser aller à exprimer tout haut les rêveries qui viennent spontanément dans son esprit. Cela me paraît un procédé

[1] A. Brill, ‘ Freud's method of Psycho-analysis,’ W. B. Parker, *Psychotherapy*, 1908, ii. 4, p. 36.

[2] A. Maeder, op. cit., *Année psychologique*, 1892.

[3] E. Jones, *Papers on Psycho-analysis*, 1913.

médiocre et un peu naïf, car le malade se sent surveillé malgré tout et arrange plus qu'on ne le croît ses paroles pour produire un certain effet. Il ne faudra y recourir à mon avis que si l'on ne peut faire mieux. Le malade doit être observé très souvent à son insu, quand il croit être seul, ainsi que je le faisais souvent, et il faut s'efforcer de noter ce qu'il fait et ce qu'il dit quand il se laisse aller à parler à demi-voix. M. Freud ajoute qu'il faut tenir compte non seulement des paroles que prononce le sujet, mais encore de ses réticences, de ses gestes, de ses tics, de ses rires, de ses lapsus, de ses plaisanteries forcées, etc. ' Il faut savoir comprendre, sans qu'elle le dise, qu'une jeune fille a envie de se marier, ou qu'elle est inquiète sur les suites de ses relations avec son cousin et qu'elle parle d'appendicite parce qu'elle a peur d'être enceinte.' Tout cela est excellent dans un cours à de jeunes étudiants, mais vraiment je n'aurais jamais osé donner ces bons conseils à des médecins aliénistes.

Une méthode plus intéressante a été proposée par M. C. G. Jung (de Zurich) [1] : cet auteur a repris et a essayé d'appliquer à la clinique une ancienne expérience des laboratoires de psychologie. Après avoir préparé une série de mots, l'opérateur prononçait successivement chacun de ces mots et le sujet, immédiatement après l'audition d'un de ces termes, devait prononcer ou écrire à son tour le premier mot qui lui venait à l'esprit. On mesurait ensuite l'intervalle de temps qu'avait exigé chaque association et ses particularités. MM. Mayer et Orth, 1901, avaient déjà observé que des associations de ce genre sont plus rapides quand elles sont accompagnées par un sentiment de plaisir et plus lentes quand elles provoquent un sentiment désagréable.[2] M. Jung constate de même que les associations sont toujours ralenties ou modifiées en quelque manière quand le mot prononcé par l'opérateur éveille dans l'esprit du sujet un sentiment pénible relatif à ces souvenirs traumatiques qu'il garde en lui quelquefois à son insu. S'agit-il par exemple d'un individu tourmenté par l'idée fixe du suicide par la noyade, les mots ' rivière, lac, nager ', qui éveillent l'idée de la noyade, détermineront des associations d'idées plus lentes et anormales par quelque côté. Il en résulte que l'on pourra se servir de cette expérience pour mettre en évidence l'existence dans l'esprit du sujet de souvenirs particulièrement émotionnants et peut-être de souvenirs traumatiques.

L'expérience est intéressante et elle réussit quelquefois. Quand on a affaire à un sujet calme et attentif, capable de se prêter à l'expérience et même de s'y intéresser, quand on connaît déjà bien les idées fixes qui le tourmentent, on peut préparer des listes de mots convenables et on arrive à obtenir des associations prolongées et anormales à propos des mots qui ont quelque rapport avec les idées fixes du sujet : j'ai constaté

[1] C. G. Jung, *Ueber das Verhalten der Reaktionszeit beim Associationsexperiment*, Leipzig, 1905 ; cette technique a été résumée en français par MM. Ley et Menzerath, 'L'étude expérimentale des associations d'idées dans les maladies mentales,' *Rapport au Congrès de Bruges, sept.–oct. 1911.*

[2] Cf. Claparède, *L'Association des idées*, 1903, p. 285.

à plusieurs reprises que l'on pouvait réussir cette petite expérience de démonstration. Je ne suis pas également convaincu que l'expérience réussisse de la même manière quand on ne connaît pas les idées fixes du sujet ou quand celui-ci ne présente pas de souvenirs qui puisse jouer ce rôle : les erreurs cliniques seraient, je crois, considérables si on prétendait ne guider son diagnostic que par cette expérience. J'ai cru observer que tous les mots qui éveillent une petite émotion quelconque, fût-ce une simple surprise, déterminent également un retard plus ou moins considérable et une altération de l'association. Il suffit qu'un mot bizarre ou choquant détonne dans une liste de mots usuels pour amener une surprise de ce genre : j'ai obtenu des retards de six et neuf secondes en prononçant brusquement un mot peu convenable, comme ' merde ' ou ' votre cul ', au milieu d'une liste de mots graves et le sujet dont je connaissais fort bien l'état mental depuis longtemps n'avait aucun souvenir traumatique qui put se rattacher à l'un de ces mots. Il serait fort dangereux d'inventer forcément des souvenirs traumatiques simplement à propos d'une pareille expérience. D'ailleurs la plupart des malades se prêtent mal à des expériences de ce genre : leurs distractions, leur mauvaise ou même leur trop bonne volonté amènera des retards dans l'association bien plus graves que ceux qui pourraient être déterminés par des souvenirs émotionnants. Ce procédé ressemble à beaucoup d'autres procédés de laboratoire auxquels je regrette d'avoir consacré autrefois trop de temps et qui, au moins actuellement, ne peuvent guère rendre des services à la clinique que dans des cas très spéciaux. Ces procédés ne peuvent servir aujourd'hui qu'à exprimer avec une apparence de précision scientifique des résultats auxquels on était déjà parvenu par la simple observation clinique. Quoiqu'il en soit, cette expérience intéressante, qui en se perfectionnant donnera peut-être naissance plus tard à des procédés d'examen plus pratiques, s'ajoute simplement aux diverses méthodes qui avaient déjà été employées par l'analyse psychologique pour découvrir les souvenirs émotionnants, elle ne semble pas apporter le principe d'une doctrine bien nouvelle.

Cependant on peut déjà dans ces premières méthodes de la psychoanalyse noter quelque chose de particulier. Les méthodes cliniques et psychologiques précédentes étaient plus complexes parce qu'elles se proposaient des objets multiples. D'un côté, évidemment elles cherchaient si la vie antérieure du sujet présentait un événement qui fut susceptible d'avoir déterminé une émotion durable. Mais ce problème n'était pas le seul : elles cherchaient également si le souvenir de cet événement avait été réellement traumatique, s'il avait réellement influencé l'évolution de la maladie ou s'il était resté sans effet. Cette discussion était considérée comme aussi importante ou même comme plus importante que la première recherche. Enfin l'analyse psychologique ne se bornait pas à cette étude sur les systèmes psychologiques persistants, elle examinait toutes les autres fonctions mentales et cherchait s'il n'y avait pas des troubles de l'attention, de la volonté, de la synthèse mentale, etc., développés simultanément ou antérieurement à ce souvenir émotionnant et capables précisément de le rendre traumatique. La psycho-analyse semble concentrer tous ses efforts sur le premier problème et ne pas se soucier des deux autres : elle cherche par tous les moyens possibles à mettre en évidence l'existence d'un souvenir émotionnant et semble faire de cette découverte le but essentiel, le but unique de l'examen mental du sujet. C'est là un caractère de la psycho-analyse qui va s'accentuer de plus en plus si nous considérons ses autres méthodes d'étude, bien plus originales.

L'analyse psychologique s'était servi pour rechercher les souvenirs traumatiques de l'examen du sujet dans divers états pathologiques ou normaux, mais distincts de la veille. Elle examinait les sujets pendant les crises délirantes, dans les somnambulismes naturels ou provoqués, pendant les périodes de distraction, dans l'état de médiumnité qui déterminait l'écriture automatique, ou simplement pendant le sommeil et dans les rêves.[1] La psycho-analyse a surtout insisté sur ces derniers phénomènes et a surtout observé les rêves des malades ; mais il faut reconnaître que cet examen des rêves a été fait d'une manière très originale. Au lieu de se borner à recueillir les attitudes et les paroles du sujet pendant les rêves ou immédiatement après le réveil, et de ne tenir compte que de ces paroles elles-mêmes, la psycho-analyse a tiré de ces documents un parti infiniment plus avantageux grâce à la méthode féconde de l'interprétation.

M. Freud a publié un ouvrage remarquable sur la psychologie des rêves, Traumdeutung, 1900 (traduction anglaise par A. Brill, New-York) et ses élèves ont beaucoup développé les idées qu'il avait avancées sur ce sujet. Ces études sur les rêves ne comportent pas de méthodes particulières pour les recueillir avec précision au moment où ils se produisent ou peu après, ni de méthodes pour les provoquer. M. Freud ne paraît pas se préoccuper, comme font tant d'autres auteurs, des troubles de la mémoire qui transforment tant de rêves et de la systématisation que le sujet met dans ses rêves dès qu'il est réveillé. Il se borne à recueillir et à accepter tel quel le récit que le malade veut bien faire de son rêve quelques heures ou quelques jours après. Il ne cherche pas à critiquer ces récits, son but est tout autre : il veut simplement expliquer tous ces récits par un principe général.

Autrefois Maury, 1861, et avant lui Charma, dans son livre sur le sommeil, 1851, avaient dit que les passions et les désirs des hommes se manifestent plus librement dans le rêve que dans la pensée de la veille : ' L'âme étant en un profond repos et en son calme découvre comme en un fond clair ses vraies affections et convoitises et bien souvent ce qu'on n'ose ni faire ni dire en veillant se présente en songe pendant le sommeil.' [2] ' Le rêve est une soupape,' disait aussi A. Daudet. Mais pour ces auteurs, ce n'était là qu'une loi particulière s'appliquant à certains rêves et non à tous et combinant son action avec celle de beaucoup d'autres lois

---

[1] Cf. *Traitement psychologique de l'hystérie*, op. cit., p. 191.
[2] Charma, *Le Sommeil*, 1851, p. 85.

différentes. M. Freud transforma cette hypothèse partielle en un principe général : pour lui un rêve n'est jamais autre chose que la réalisation d'un désir plus ou moins dissimulé pendant la veille. Le désir est refoulé pendant le jour par la conscience, qui joue le rôle de censeur sévère, et il se développe pendant la nuit quand le censeur se repose et cesse sa surveillance.

Cependant le désir ne peut, sauf dans des cas exceptionnels, se réaliser même en rêve d'une façon complète et simple : cela pourrait réveiller le censeur qui se fâcherait et interromprait la récréation, je veux dire le sommeil. Le désir doit même pendant le sommeil se déguiser pour ne pas réveiller le censeur : il doit subir des transformations qui le rende méconnaissable. Ces transformations se feront suivant des lois très simples, par condensation, par déplacement, par dramatisation, par élaboration secondaire ; elles arrivent à dissimuler si bien le désir primitif qu'en écoutant le récit d'un rêve on ne peut plus du tout reconnaître la tendance refoulée qui se réalise grâce à lui.[1] Si nous laissions le rêve dans cet état nous n'y comprendrions rien et nous ne pourrions guère nous en servir pour découvrir les tendances cachées du sujet. ' Il faut soigneusement distinguer dans les rêves le " contenu manifeste " (*manifester Trauminhalt*) qui est un tissu de fantaisies incohérentes et les " pensées latentes du rêve " (*latente Traumgedanken*), qui se dissimulent mal sous cette apparence fantasmagorique pour qui sait les reconnaître.' Faisons donc un petit effort, supprimons les effets de ces modifications surajoutées, cela est facile puisque nous les connaissons bien, nous n'avons qu'à enlever la condensation, le déplacement, la dramatisation et l'élaboration secondaire et à la place du récit du sujet nous mettrons à nu la tendance qui se dissimulait. C'est là *l'interprétation du rêve* qui permet mieux que tout autre procédé de découvrir les souvenirs traumatiques anciens, sources des tendances qui cherchent à se manifester dans les rêves. Une femme rêve qu'elle assiste sans éprouver aucun chagrin à la mort du fils unique de sa sœur, elle ne peut pas admettre qu'il y ait là la manifestation d'un désir refoulé, car elle ne souhaitait aucunement la mort de cet enfant. Interprétons : en fouillant ses souvenirs on trouve qu'elle est entrée jadis dans une maison où venait de mourir un enfant et qu'elle y a rencontré un individu qui est devenu son amoureux ; or elle souhaite vivement rencontrer de nouveau ce personnage, il est évident qu'elle a eu le désir de rencontrer de nouveau son amoureux à l'occasion de ce décès d'un enfant de sa sœur.

Les disciples de M. Freud ont singulièrement perfectionné cette méthode d'interprétation des rêves. On trouvera en particulier quelques règles d'interprétation dans le travail de M. Maeder [2], qui indique la traduction la plus fréquente de quelques-unes des images qui se présentent dans les rêves. Ainsi il est bon de savoir pour ne pas s'égarer que dans les

[1] Cf. A. Brill, 'Psycho-analyse,' Parker, *Psychotherapy*, 1913, ii. 4, p. 41 ; E. Jones, *Papers on Psycho-analyse*, 1913, p. 27.

[2] A. Maeder, ' Essai d'interprétation de quelques rêves,' *Archives de Psychologie*, Genève, avril 1907.

rêves une caverne ou une petite maison signifie toujours l'organe sexuel féminin, la vulve, qu'un serpent ou un bâton représente l'organe masculin, le pénis ; rêver que l'on marche dans une forêt cela signifie que l'on s'égare dans les poils du pubis, rêver d'une gare de chemin de fer, c'est évidemment rêver à l'amour, car dans une gare de chemin de fer il y a un va et vient très caractéristique, etc. Nous reviendrons plus tard sur les théories sexuelles de cette école, pour le moment j'insiste seulement sur cette méthode d'interprétation comme moyen de découvrir les souvenirs d'événements qui ont jadis impressionné le sujet.

Au premier abord cette méthode d'interprétation paraît singulière et bien dangereuse, car on peut interpréter un même rêve de bien des manières différentes. Récemment, un de mes malades, jeune homme de 25 ans, très disposé aux idées mystiques, vint me raconter un de ses rêves qu'il considérait comme important pour son avenir : ' J'ai rêvé, me dit-il, qu'un force invisible me forçait à regarder un point du ciel où était écrite ma destinée : dans ce coin du ciel il y avait une étoile et deux colombes. — Deux colombes et une étoile, m'écriai-je, c'est limpide, les maîtres de la psycho-analyse nous ont livré la clef de pareils songes. Les deux colombes signifient l'amour, vous êtes évidemment amoureux. L'étoile est d'une interprétation plus délicate, on pourrait vous dire que vous êtes amoureux d'une étoile de café-concert, et M. Maeder nous apprend que l'étoile désigne les parties génitales des jeunes Suissesses. Mais je ne veux pas être accusé de faire de la psycho-analyse grossière (*wilde Psychoanalyse*) et je préfère vous dire que l'étoile désigne quelque chose de merveilleux et d'inaccessible : vous serez malheureux en amour. — Point du tout, me répondit-il, vous n'y comprenez rien. L'étoile signifie la marine, parce que les marins se dirigent par les étoiles. Une des colombes c'est l'âme de Jeanne d'Arc qui s'éleva au-dessus du bûcher de *Rouen* sous la forme d'une colombe et l'autre colombe c'est mon âme à moi, tout à fait semblable, comme vous le voyez, à celle de Jeanne d'Arc. Je dois donc faire sur mer quelque chose d'analogue à ce que Jeanne d'Arc a fait sur terre ; mon rêve signifie, à n'en pas douter, que je dois aller à la tête d'une flotte de guerre délivrer la Bretagne opprimée par les préfets irréligieux.' Je dus renoncer à la discussion, car l'interprétation de ce jeune homme pouvait se défendre aussi bien que la mienne. Une interprétation ne peut être faite que si l'on sait d'avance dans quel sens on doit interpréter.

C'est justement là ce qui caractérise la doctrine de M. Freud à propos du souvenir traumatique : il peut se servir de la méthode d'interprétation parce qu'il est guidé par une conviction préalable. L'analyse psychologique ne peut pas se permettre d'interpréter les rêves ni les autres faits donnés par l'observation parce qu'elle ne sait pas d'avance s'il y a, oui ou non, un souvenir traumatique et s'il joue ou ne joue pas un grand rôle ; elle ne saurait dans quel sens faire l'interprétation. La psycho-analyse qui lui a emprunté la notion du souvenir traumatique l'a singulièrement transformée. Elle admet comme démontré que dans tous les cas de névrose il y a un souvenir traumatique ; elle admet une fois pour toutes qu'il est la cause de tous les autres phénomènes, qu'il est toute la maladie et alors elle n'a plus de raison pour être prudente dans l'interprétation des faits car elle sait dans quel sens il faut les interpréter.

Comme je l'ai dit, je ne veux pas critiquer cette conception ; je me borne à indiquer les différences caractéristiques qui séparent les deux doctrines. Elles partent toutes deux de la considération d'un même problème, de l'étude du souvenir traumatique dans les névroses. L'analyse psychologique constate le souvenir traumatique dans certaines observations non-interprétées, elle admet à titre d'hypothèse qu'il s'est combiné avec d'autres faits pour jouer un rôle dans la détermination de certains symptômes ; la psycho-analyse transforme cette hypothèse partielle en principe général, pose ce principe comme donné et par conséquent interprète facilement toutes les observations dans le sens de ce principe fondamental.

II. Le Mécanisme pathologique du Souvenir traumatique

Laissons de côté ces premières divergences sur le degré de généralité du souvenir traumatique et sur l'importance de sa recherche ; considérons-le quand il existe nettement à la suite d'un accident ou d'une grande émotion et cherchons à comprendre le mécanisme par lequel il peut agir sur la santé physique et morale. Ici encore mes études déjà anciennes semblent présenter beaucoup d'analogies avec celles que l'école de la psycho-analyse a publiées postérieurement et il est intéressant de comprendre exactement les différences qui les séparent.

Pour expliquer les accidents de la névrose traumatique Charcot avait fait appel à un mécanisme psychologique que l'on commençait à connaître à son époque, celui de la suggestion. Le souvenir de l'accident donnait naissance à des réflexions bien naturelles sur ses conséquences possibles, sur les blessures, les impotences, les infirmités que de tels accidents pouvaient entraîner à leur suite. C'est cette idée d'infirmité, d'impotence qui par le mécanisme de la suggestion tendait à se réaliser et qui déterminait la paralysie. J'ai commencé par admettre la vérité de cette interprétation dans certains cas particuliers où l'on pouvait mettre en évidence l'apparition de l'idée antérieurement aux accidents et son influence sur le développement de ceux-ci. J'ai longuement insisté sur le mécanisme de la suggestion en montrant que l'idée se développait d'une manière exagérée par l'absence de phénomènes antagonistes dans une conscience rétrécie. Il est inutile d'insister sur ces notions qui ont été assez communément admises et qui même ont été trop souvent exagérées.

Dans un grand nombre d'autres cas, j'ai été amené à remarquer que cette idée d'impotence nécessaire pour admettre le mécanisme de la suggestion n'existait pas comme intermédiaire entre l'accident initial et les symptômes présentés par le sujet ou ne jouait qu'un rôle insignifiant. Les troubles apparaissaient par un mécanisme beaucoup plus simple que j'ai désigné sous le nom d'automatisme psychologique. Le souvenir même de l'événement était constitué par un système de faits psychologiques et physiologiques, d'images et de mouvements très variés ; ce système persistant dans l'esprit ne tardait pas à devenir envahissant, il s'annexait par association une foule d'images et de mouvements au début étrangers. Enrichi de la sorte et devenu puissant au milieu d'un ensemble d'autres pensées affaiblies par la dépression générale, il se réalisait de lui-même automatiquement sans passer par l'intermédiaire de l'idée et de la suggestion et il donnait naissance à des actes, des attitudes, des souffrances, des délires de différentes espèces. J'avais distingué à ce propos les idées fixes primaires et les idées fixes secondaires : il est facile de comprendre cette distinction dans mes premières observations quand on voit chez la jeune fille dont nous parlions précédemment l'arrêt des règles survenir à l'occasion du souvenir d'un bain froid ou l'amaurose de l'œil gauche se développer à propos du souvenir d'un enfant qui a de la gourme sur le côté gauche de la face.

Le passage suivant de mon étude sur le traitement psychologique de l'hystérie montre comment ces développements automatiques de systèmes psychologiques se combinent avec des phénomènes de suggestion pour réaliser divers accidents. ' La jeune fille (qui avait été pendant un an la maîtresse de son père) a eu d'abord la terreur de la grossesse, de là probablement le météorisme abdominal, car on observe souvent l'association de ces deux phénomènes. C'est vraisemblablement le météorisme et l'idée de la grossesse qui ont déterminé les troubles de la respiration, ceux de la digestion et les vomissements. Les craintes et les remords ont amené des idées de suicide qui ont déterminé à leur tour le refus des aliments, l'anorexie et même les troubles de déglutition qu'un médecin avait pris pour les symptômes d'une lésion bulbaire. L'idée de la grossesse d'une part, l'excitation génitale de l'autre, une hallucination étrange du sens tactile et du sens génital que nous ne pouvons décrire et qui se développait au moindre mouvement des jambes ont rendu la marche de plus en plus difficile. L'idée obsédante que cette démarche singulière faisait tout découvrir s'ajoute aux premières et l'astasie-abasie devient complète pendant cinq ans. Une autre malade, la femme atteinte d'ovarie, est avant tout une aboulique qui n'ose pas et ne peut pas prendre une décision. Elle aime trop son mari et son enfant pour les quitter, elle aime trop son amant pour renoncer à lui ; aussi a-t-elle remis sa décision jusqu'au moment où elle serait bien guérie d'une petite indisposition. Mais elle a reculé sa guérison indéfiniment, elle redoute cette guérison de peur d'avoir à répondre décidément à la proposition de son amant et depuis huit mois elle reste couchée et souffre de plus en plus. Ajoutez la contracture des adducteurs, des " custodes ", si fréquente chez les femmes qui ont des préoccupations génitales et on saisit quelques-uns des termes intermédiaires qui ont conduit les malades aux accidents qu'ils présentent actuellement. Il faut donc bien savoir que l'hystérique a rarement dans l'esprit l'idée fixe de son symptôme : elle ne pense pas à avoir une attaque ou à garder la bouche de travers, comme le supposent ceux qui veulent tout expliquer par la suggestion. Il n'en est ainsi que dans quelques cas particulièrement simples. L'idée fixe qu'elle a dans l'esprit est en apparence étrangère au symptôme et ne le détermine que par l'intermédiaire de toute une série de conséquences morales et physiques.' Je concluais autrefois cette étude en disant que les symptômes se rattachent au souvenir traumatique par tout cet ensemble de lois psychologiques et physiologiques qui règlent le développement et la manifestation des émotions.

Dans mes dernières études plus récentes sur les émotions j'insistais particulièrement sur un autre fait qui doit aussi jouer un rôle considérable dans ces phénomènes, je veux parler de la fatigue. L'individu qui garde un souvenir traumatique conserve en réalité le souvenir d'une situation difficile dont il n'a pas su se tirer à son honneur, à laquelle il n'a pas su s'adapter. En raison de ce souvenir obsédant il se retrouve constamment en présence de cette même situation, et il fait sans cesse des efforts infructueux pour s'y adapter : il ressemble à un individu qui pousserait constamment contre un mur avec l'espoir vague de le démolir. De cette lutte résulte un épuisement sans cesse croissant, un abaissement de la tension psychologique et les manifestations de cette dépression viennent compliquer d'une manière inattendue tous les phénomènes précédents.

Beaucoup d'auteurs ont exprimé à cette époque des idées du même genre. Je rappelle surtout les intéressantes études de M. Morton Prince sur les 'Associations neuroses',[1] dans lesquelles il montrait que 'la névrose consiste souvent dans l'évocation malheureuse de systèmes psychologiques associés. Dans une autre étude, 'Fear Neurosis',[2] il expliquait que certains mouvements stéréotypés, en apparence fort étranges, peuvent être rattachés à une tendance à la peur indéfiniment conservée. Il comparait cette association à celle qui est établie dans les expériences de M. Pawlof entre la salivation des chiens et l'audition de telle ou telle note. Récemment M. Morton Prince est encore revenu sur ces anciennes interprétations dans son travail 'Recurrent Psychopathic States',[3] et je suis heureux de voir qu'il conserve encore l'opinion que j'avais proposée autrefois quand il conclut : 'la tendance à conserver des complexes organisés avec un certain degré d'indépendance automatique varie beaucoup avec les individus, mais elle ne peut se présenter à un haut degré que s'il y a un état fondamental de désagrégation mentale'.

Ces recherches sur le mécanisme du souvenir traumatique m'avaient conduit en outre à une autre étude qui a pris également dans les travaux de la psycho-analyse une grande importance et que je dois également rappeler. Une des difficultés que l'on rencontre dans l'étude du souvenir

---

[1] *Journal of Nervous and Mental Diseases*, mai 1891.
[2] *Boston Medical and Surgical Journal*, septembre 1898.
[3] *Journal of Abnormal Psychology*, juillet 1911.

traumatique chez les hystériques, c'est que très souvent le sujet ne se rend pas compte de l'importance de ce souvenir et qu'il semble même l'ignorer, l'avoir complètement oublié. ' Ces idées, disais-je dans un de mes premiers articles, surtout l'idée primaire qui joue le principal rôle, ne sont pas toujours nettement connues par le malade lui-même. Il semble souvent ignorer tout à fait l'obsession qui le tourmente et qui détermine à son insu tous les accidents. Mais alors, comment pouvons-nous dire que cette idée existe puisque le malade n'en a pas conscience. Parce que cette idée est exprimée par le malade d'une manière extrêmement nette à de certains moments particuliers et dans certaines conditions quoiqu'il ne le puisse absolument pas faire dans les autres. Dans les attaques, dans les délires, dans les somnambulismes surtout, il nous explique clairement l'obsession qui le tourmente d'une façon continuelle... On connaît bien ce caractère clinique des fugues hystériques : le sujet ne peut raconter sa fugue et les raisons qui l'ont déterminée que si on le met en état de somnambulisme. Eh bien, ce même caractère clinique se rencontre dans les idées fixes qui déterminent des attaques, des paralysies, des anorexies, etc., c'est là un fait banal dans l'hystérie, qu'il est nécessaire de connaître, non seulement pour traiter mais même pour diagnostiquer avec précision un accident hystérique.' C'est ainsi que les événements relatifs à l'arrêt des premières règles par un bain froid, à la nuit passée près d'un enfant couvert de gourmes ne m'ont été racontés par la malade que pendant des états de somnambulisme provoqué ; ils ne pouvaient être racontés pendant la veille, car le sujet semblait alors les ignorer complètement.

Il ne s'agit pas là d'un oubli véritable, car les tendances réellement oubliées ont cessé d'être actives et ici les tendances latentes ont une véritable activité et déterminent des rêves, des délires et des troubles de toute espèce. Il ne s'agit pas non plus d'une dissimulation du malade qui éprouve quelque peine à avouer ce qui le tourmente et qui cherche à le dissimuler. Il s'agit d'une impuissance véritable à se rendre compte de ce qui se passe en lui et à se l'exprimer à lui-même. C'est une modification particulière de la conscience hystérique qui semble porter sur la conscience personnelle du sujet plutôt que sur la tendance elle-même, et que j'avais essayé de décrire en 1889 sous le nom de ' subconscience par désagrégation psychologique '.

Ces faits ayant attiré ma curiosité, je les ai recherchés avec quelque soin et j'ai eu l'occasion d'en décrire une vingtaine de beaux exemples, sous le titre d'idées fixes subconscientes ou d'idées fixes de forme hystérique.[1] Ce caractère particulier de certains souvenirs traumatiques chez les hystériques semble avoir de l'importance, car les idées fixes de ce genre se présentent comme les plus dangereuses. On peut dire au moins à titre d'hypothèse que ces idées fixes sont dangereuses parce

[1] Cf. en particulier, *L'État mental des hystériques*, 1892, pp. 67 et seq. ' Un cas de possession et l'exorcisme moderne,' *Névroses et idées fixes*, 1894, i, p. 375. ' Les idées fixes de forme hystérique,' *Presse médicale*, 1895. *Névroses et idées fixes*, i, p. 213.

qu'elles échappent à la personnalité, parce qu'elles appartiennent à un autre groupe de phénomènes sur lesquels la volonté consciente n'a plus de prise.[1] ' La puissance de semblables idées dépend de leur isolement, elles grandissent, s'installent dans l'esprit à la manière d'un parasite et ne peuvent plus être arrêtées dans leur développement par les efforts du sujet, parce qu'elles sont ignorées, qu'elles existent à part dans une seconde pensée, séparée de la première.'[2]

Pourquoi certaines tendances prennent-elles ce caractère subconscient ? J'étais disposé à rattacher ce fait au caractère général de la pensée hystérique dans laquelle on observe beaucoup de dissociations du même genre et aux effets de certaines émotions déprimantes sur un tel état mental. Il est facile de constater[3] que ces phénomènes de subconscience n'apparaissent que pendant la période la plus grave de la maladie et qu'ils disparaissent quand commence la guérison. On constate fréquemment que des malades pendant la guérison retrouvent spontanément le souvenir des événements qui précédemment n'étaient connus que pendant les somnambulismes. L'effet déprimant de l'émotion peut porter sur une tendance particulière en exercice au moment d'un événement pénible. Cette tendance épuisée ne peut plus se relever suffisamment pour prendre dans ses réalisations les caractères des phénomènes psychologiques supérieurs, elle ne peut plus donner naissance à des actes accompagnés de conscience personnelle. Nous retrouvons ici le problème de la dépression qui peut dépendre comme on l'a vu de diverses causes, se rattacher à un événement particulier, à une suite lente de troubles, ou dépendre d'une constitution fondamentale. L'idée fixe subconsciente est une forme particulière de cette dépression localisée sur une tendance spéciale.

Ces études, toutes incomplètes qu'elles aient été, ont eu l'honneur d'inspirer les travaux de M. Freud sur ce même problème du mécanisme des souvenirs traumatiques. Sur certains points les modifications apportées me semblent assez minimes : il faut d'abord examiner ces changements de détail avant d'arriver aux transformations fondamentales. M. Freud et ses collaborateurs ont insisté comme nous sur le développement exagéré de certaines tendances. Ils le rattachent à la force de ces tendances qu'ils appellent ' la charge émotive du complexus, la puissance affective du complexus '. Il y a là évidemment des mots différents, mais il n'est pas bien sûr qu'il y ait au fond des idées bien nouvelles. Je crains un peu, je l'avoue, que la notion de ' charge émotive, de puissance affective d'une tendance ' ne soit bien vague et je préfère considérer dans les tendances la puissance motrice qui peut mieux se préciser et caractériser la force des tendances par la facilité plus ou moins grande avec laquelle une tendance en conflit avec d'autres arrive cependant à se réaliser et à se transformer en acte.

<hr>

[1] *L'Automatisme psychologique*, pp. 430, 436.
[2] *L'État mental des hystériques*, ii, p. 267.   [3] *L'Automatisme psychologique*, p. 153.

Ces auteurs ont aussi beaucoup insisté sur les phénomènes qu'ils appellent ' la conversion, le transfert, le déplacement '. Quoique ce langage ne soit pas très précis, il est probable que ces expressions désignent quelques-uns des faits que je viens de rappeler. Le souvenir d'un enfant couvert de gourme du côté gauche donne naissance à une anesthésie de la face à gauche, le souvenir du sang dans un escalier ou des fleurs rouges sur un cercueil donne naissance à une horreur douloureuse pour la couleur rouge, etc. Nous appelions ces faits des associations psychologiques, des tendances envahissantes, M. Morton Prince en faisait ses névroses d'association. M. Paulhan, dans son excellent livre sur *La synthèse mentale et les éléments de l'esprit*, 1890, avait déjà très bien expliqué à ce propos la lutte des systèmes psychologiques qui se ravissent leurs éléments les uns aux autres qui tantôt grandissent dans cette rivalité et tantôt diminuent. La conversion d'un phénomène moral en un phénomène physique, ou plutôt d'apparence physique n'est qu'un cas particulier de cette concurrence des tendances, il ne me semble pas qu'il y ait grand intérêt à en faire la loi générale du phénomène. Tout récemment M. H. Coriat[1] disait justement : ' Quand une émotion est forte, il se forme immédiatement un automatisme puissant qui associe des phénomènes psychiques et des phénomènes physiques sans qu'il soit nécessaire de faire appel à des conversions hypothétiques.' M. J. P. Donley à propos d'une observation prolongée de troubles hystériques faisait des remarques analogues.[2] En réalité, il ne s'agit dans ces expressions de ' la psycho-analyse que de changements de mots sans grande importance.

Peut-être trouverait-on une différence plus intéressante entre la psycho-analyse et l'analyse psychologique ordinaire si on étudiait les recherches de M. Freud sur les causes de la subconscience. Cet auteur et ses élèves ont pris comme point de départ, sans les critiquer, mes premières études sur l'existence et les caractères des phénomènes subconscients chez les hystériques : je le regrette un peu, car ces études auraient eu besoin de confirmation et de critique. Ils se sont surtout préoccupés de découvrir le mécanisme par lequel se produisait cette subconscience, la raison qui faisait passer tel ou tel fait du domaine des phénomènes psychologiques conscients dans le groupe des phénomènes subconscients. M. Freud, comme il le dit encore récemment à propos d'un cas de cécité hystérique,[3] trouve que mon ancienne explication par la faiblesse de la synthèse mentale est tout à fait insuffisante : en quoi il a probablement tout à fait raison. Il pense trouver une explication plus profonde et plus précise dans la conception du ' refoulement, de la répression (*Verdrängung*).

' Notre dynamisme psychique, écrivaient MM. E. Régis et A. Hesnard dans leur résumé de cette théorie de M. Freud[4] se divise en deux

---

[1] H. Coriat, *Journal of Abnormal Psychology*, avril, mai 1911.

[2] J. P. Donley, *Journal of Abnormal Psychology*, avril 1911, p. 131.

[3] S. Freud, *Aertzliche Fortbildung*, 1910, No. 9.

[4] E. Régis et A. Hesnard, 'La doctrine de Freud,' *L'Encéphale*, 10 avril 1913, p. 361.

systèmes : les forces directrices de la pensée, qui constituent le premier,
le plus considérable et le plus anciennement fixé, sont maintenues au
sein de l'inconscient par la Censure (*Censur*), second système de forces,
plus ou moins antagoniste du premier, et qui, acquis par l'individu au
cours de son développement psychique, circonscrit ainsi notre personnalité.   La censure agit plus ou moins énergiquement sur le cours de nos
pensées et tendances, permettant parfois l'irruption, dans la conscience
claire, au cours de certains états (rêverie, distraction, inspiration, etc.),
de quelques bribes plus ou moins défigurées de notre inconscient, placées
comme à l'entrée de ce vaste domaine (*vorbewusst*).'

Les réminiscences traumatiques, les tendances et les idées qui s'y
rattachent se présentent à l'esprit du sujet d'une manière fort pénible :
elles heurtent sa sensibilité ou sont en contradiction avec ses idées morales.
Le sujet mécontent d'avoir dans l'esprit de pareilles pensées, fait de
grands efforts pour s'en débarrasser et il lutte contre ces idées de toutes
ses forces.   Quand ces phénomènes se présentent à sa conscience, il ne
leur permet pas de se développer, de se réaliser en actes ou en pensées
claires ; il les arrête dès leur premier début et il s'efforce de ne pas les
apercevoir, de les oublier.   ' Le refoulement, disait M. A. Maeder, fait
partie du système de défense de l'organisme.'

Il en résulte d'abord une première modification, c'est qu'une peur
s'ajoute à la pensée refoulée dès qu'elle commence à apparaître : ce qui
au début était un désir devient une peur.   ' Toute peur morbide, disait
M. E. Jones, est un désir arrêté et réprimé.'   Voici un exemple : un
individu désire épouser la femme d'un ami gravement malade et il attend
en réalité avec impatience la mort de cet ami.   Mais il ne peut pas s'avouer
à lui-même ce souhait peu moral et il le repousse de toutes ses forces : il
en arrive à éprouver des peurs exagérées, des anxiétés morbides à propos
des moindres troubles de la santé de cet ami.[1]   La peur prend un caractère pathologique parce qu'elle remplace un désir refoulé.   A un plus
haut degré, le souvenir ou l'idée constamment repoussés sortent de la
conscience à laquelle ils n'essayent plus de se manifester, ils deviennent
subconscients et vivent à part : la dissociation a été le résultat du refoulement.   De cette manière la conscience ne souffre plus du conflit,
mais elle s'est rétrécie et amoindrie.   Ainsi, dans le cas de cécité hystérique dont je viens de parler, M. Freud pense que le malade a repoussé
de toutes ses forces un désir sexuel qu'il ressentait.   Or le désir sexuel
a une relation étroite avec les yeux, car il est évident que l'on peut em-
ployer les yeux aux œuvres d'amour ;   le sujet en repoussant l'amour
a repoussé de sa conscience par crainte des tentations tout ce que ses
yeux pouvaient lui apporter : il a refoulé les sensations visuelles dans le
subconscient et c'est ainsi qu'il est devenu aveugle.   Enfin, la tendance
ainsi refoulée, ' coincée ' (*geklemmt*) dans l'inconscient, n'a pas pu se
détendre en paroles et en actes (*abreagieren*), n'a pas pu éliminer sa
puissance effective par un exutoire normal ; il en résulte un trouble

[1] E. Jones, *Journal of Abnormal Psychology*, avril, mai 1911, p. 13.

dans l'équilibre des forces psychiques. Ce mécanisme du refoulement, présenté de diverses manières, (*Abwehr*, *Verdrängung*), a joué ainsi un rôle extrêmement considérable dans toutes les explications de la psycho-analyse.

Je dois avouer qu'au début je n'ai pas éprouvé une grande sympathie pour cette théorie psychologique du refoulement et que j'étais disposé à m'en méfier pour plusieurs raisons. En premier lieu, ne connaissant pas encore bien la méthode de la psycho-analyse et ses généralisations infinies, j'étais un peu surpris de voir constamment appliquer cette explication fort spéciale à des phénomènes que je jugeais fort différents les uns des autres, dans lesquels devaient intervenir à mon avis tantôt la suggestion, tantôt l'émotion, la fatigue, l'épuisement, tantôt des phénomènes de dérivation. En second lieu, je n'aimais guère à expliquer les troubles pathologiques par la volonté du malade et j'avais de la peine à comprendre que le simple effort de la volonté du sujet pût produire ces altérations pathologiques. Enfin, il ne me semblait pas que le refoulement, la lutte contre nos tendances déterminât d'ordinaire des phénomènes analogues à la subconscience des hystériques. La lutte contre nos tendances les empêche de se manifester, de se développer et par là même elle les réduit peu à peu et les annihile. Si pour des raisons de santé je veux résister à la mauvaise habitude de fumer, je n'arriverai pas à fumer subconsciemment en somnambulisme, je ferai disparaître la tendance à fumer, voilà tout. Ce qui caractérise la subconscience, ce n'est pas que la tendance diminue ou reste latente, c'est au contraire que les tendances se développent, se réalisent fortement sans que les autres tendances de l'esprit soient averties de leur réalisation et sans qu'elles puissent travailler à s'y opposer.

Mais, dira-t-on, il s'agit de tendances puissantes qui résistent au refoulement et ne se laissent pas annihiler. Soit, elles résisteront, elles continueront à se développer de temps en temps en écrasant les tendances morales opposées. Il y aura des luttes, des déchirements de conscience, mais ce n'est pas non plus de la subconscience : le désir d'une action défendue par le médecin ou par le confesseur sera accompagnée, si l'on veut, d'une peur de la mort ou d'une peur de l'enfer, mais il ne se transformera pas lui-même en peur. J'ai envie de fumer un cigare, mais j'ai peur que cela ne me rende malade : je ne vois pas bien pourquoi on appellera cela une phobie du cigare, et comment cela deviendra un acte de fumer subconsciemment. Ces objections viennent assez naturellement à l'esprit et je les retrouve chez divers auteurs, en particulier dans une étude de M. Morton Prince[1].

Cependant certaines observations m'ont montré qu'il ne serait peut-être pas impossible de faire jouer un rôle intéressant au refoulement, au moins dans certains cas. Il est évident que chez un homme normal le refoulement ne produit ni la phobie, ni la subconscience ; mais en est-il de même dans un esprit déjà malade ? Si on suppose un individu

[1] Morton Prince, 'Discussion of the Symposium,' *Journal of Abnormal Psychology*, janvier 1911, p. 179.

en état de dépression, chez qui le plus léger obstacle arrête le développement des tendances et chez qui se produisent aisément des phénomènes de dérivation, il est possible que la lutte morale contre une tendance empêche celle-ci de se réaliser et donne naissance à la place de l'acte à des agitations viscérales analogues à de la peur. Si on suppose un champ de conscience déjà étroit, le développement de l'idée inhibitrice pourra reléguer une autre tendance en dehors de la conscience. J'ai décrit autrefois des conduites singulières de certains somnambules dédoublés : Quand Léonie 1 refusait d'exécuter un de mes ordres, il arrivait quelquefois que cet ordre était exécuté par Léonie 2. Ainsi chez des esprits déjà malades et déjà dédoublés, le refoulement pourrait être dans certains cas une occasion de phobie ou de subconscience.

Pour justifier ces remarques j'ai cherché à appliquer l'hypothèse du refoulement à certaines observations. Dans une étude sur la dissociation des souvenirs par l'émotion, j'ai montré que l'on observait quelquefois des périodes de phobies du souvenir au début et à la fin des amnésies hystériques, comme si le souvenir commençait par devenir terrifiant avant de devenir subconscient.[1] Mais j'ai surtout insisté à ce propos sur un cas remarquable de paralysie hystérique que j'ai publié dans mon rapport sur la subconscience présenté au Congrès de Genève, 1909. Une femme de 30 ans, Sah., présente depuis l'âge de 20 ans une série de troubles névropathiques survenus à la suite d'une émotion terrible.[2] Son père, qui était couché, avait voulu se lever en s'appuyant sur elle, mais il succomba tout d'un coup à une angine de poitrine et tomba sur sa fille. Celle-ci fut renversée et resta plusieurs heures sous le cadavre qui portait sur son côté gauche et que dans sa terreur elle n'osait déplacer. Depuis ce moment elle présente de temps en temps un délire singulier : elle se plaint que son bras gauche est brusquement changé et qu'elle ne peut supporter ce changement. Son bras lui semble quelque chose d'étranger à sa propre personne : 'Ce n'est plus ma main, dit-elle, c'est comme la main de quelqu'un d'autre, ce n'est plus une main humaine, c'est comme la main d'un animal, la main d'un reptile . . . je veux qu'on me rende ma main à moi.' Elle ne veut plus se servir de cette main gauche, et surtout elle ne tolère pas que cette main gauche touche sa main droite ou touche sa figure. Cependant elle peut remuer volontairement sa main gauche et elle sent les piqûres et les attouchements faits sur elle. En un mot elle a tout à fait le langage et l'attitude du psychasténique qui répète : 'Ce n'est pas mon bras, c'est le bras d'un autre, ce n'est pas moi qui parle, qui marche,' etc. Il n'y a qu'une irrégularité fort bizarre, il est vrai, c'est que le trouble est exclusivement localisé à un membre, ce qui est fort rare chez les psychasténiques.

---

[1] 'L'amnésie et la dissociation des souvenirs par l'émotion,' *Journal de psychologie normale et pathologique*, septembre 1904, p. 417. *L'État mental des hystériques*, 2ᵉ ed., 1911, p. 541.

[2] 'Rapport sur les problèmes du subconscient,' *Comptes rendus du Congrès de Psychologie*, Genève, 1909, p. 68.

Cette attitude dure peu chez Sah. car quelques jours après le début de ce délire elle a une grande crise d'hystérie dans laquelle elle veut battre et arracher son bras gauche. Le sujet ressemble alors à la malade de Barrows, 1860, rappelée et commentée par William James[1] qui frappait son bras en l'appelant ' vieux chicot, *old stump* '. Après la crise elle a tout simplement une hémiplégie avec anesthésie de tout son côté gauche. Alors elle ne parle plus de son bras, ne s'en plaint plus, mais ne peut plus le remuer et n'y sent plus aucune impression : du moins le mouvement et la sensation ne s'y présentent plus que sous la forme subconsciente.

Cette *observation* est remarquable au point de vue clinique, parce qu'elle nous présente une oscillation assez rare, à mon avis, entre l'attitude psychasténique et l'attitude hystérique ; mais elle pourrait être aussi intéressante au point de vue psychologique, parce qu'elle pourrait être interprétée dans le sens de la doctrine de M. Freud sur le refoulement. Ne pourrait-on pas dire que chez une femme évidemment prédisposée aux troubles hystériques, le souvenir de la mort tragique de son père s'associe avec le bras gauche sur lequel a porté le cadavre, et détermine une singulière horreur de ce côté gauche ? Ce serait cette horreur qui pousse la malade à repousser son bras gauche d'une manière à la fois morale et matérielle. Enfin cette répulsion, ce véritable refoulement semble précéder et déterminer l'hémiplégie hystérique, c'est-à-dire le passage dans le subconscient des tendances relatives au côté gauche. Présentée ainsi sous forme d'hypothèse et soumise à des discussions et à des restrictions que nous verrons plus tard, cette interprétation par le refoulement semble capable de rendre des services. On voit par cet exemple que la conception du refoulement présentée par la psycho-analyse peut se concilier avec les études de l'analyse psychologique et peut dans certains cas leur apporter un complément utile. Mais il ne semble pas qu'il y ait là entre les deux doctrines une différence radicale. Aussi n'est-ce pas là que nous verrons la véritable différence entre l'analyse psychologique et la psycho-analyse dans leur interprétation du mécanisme des souvenirs traumatiques.

La différence entre la psycho-analyse et l'analyse psychologique me semble cependant réelle et profonde, il nous faut la chercher non dans les observations et les doctrines qui sont à peu près identiques, mais dans la méthode d'étude et la conception générale que l'on se fait de ces doctrines.

L'analyse psychologique, comme cela était naturel au début d'études aussi difficiles, se bornait à constater des faits de suggestion, d'automatisme psychologique, de subconscience, d'abaissement de la tension psychologique ; elle cherchait à préciser le sens des mots et à rendre l'observation aussi précise que possible. L'hypothèse n'intervenait que

---

[1] William James, ' Automatic Writing,' *Proceedings of the Society for Psychical Research*, 1889, p. 550.

pour attribuer un rôle aux faits observés, leur donner une importance plus ou moins grave dans la maladie. La supposition ainsi faite était d'ailleurs justifiée autant que possible par des observations répétées sur la fréquence du fait, par des comparaisons et même par des expériences, mais elle restait toujours douteuse et ne pouvait être appliquée sans vérification à des cas nouveaux où les mêmes faits n'auraient pas été aussi évidents.

On peut voir un exemple de ces hésitations dans l'interprétation du cas de Sah. que je viens de rappeler. Il n'est pas impossible, disais-je, d'expliquer l'hémiplégie de cette femme par un phénomène de refoulement, car à certains moments la paralysie du bras gauche a été précédée par une sorte de délire où le sujet repoussait avec horreur la sensation de son bras et paraissait la refouler. Mais il ne suffit pas que cette explication soit possible pour qu'on la considère comme certaine et je suis obligé de rappeler une difficulté. Comme on peut le voir dans l'observation plus complète que j'ai présentée au Congrès de Genève, les faits se présentent actuellement de la manière que j'ai décrite dans les rechutes de la maladie. Mais tout au début, quand on a relevé Sah. qui était couchée sous le cadavre de son père, elle a présenté tout de suite une crise d'hystérie et une hémiplégie gauche qui a duré d'une manière plus ou moins complète pendant plusieurs mois. Cette hémiplégie a guéri et c'est quelque temps après, à la suite d'émotions et de fatigues qu'il y a eu une rechute dans laquelle les troubles ont commencé par cette horreur du bras gauche durant plusieurs jours et ont été suivis de nouveau d'une hémiplégie. On voit que l'hémiplégie avec subconscience a existé une première fois sans avoir été précédée par le sentiment d'horreur et par le refoulement. Est-il bien certain que la seconde fois, lorsqu'elle a été précédée par ce refoulement, elle en ait été réellement la conséquence ? Ne pourrait-on pas supposer que dans cette rechute l'horreur du bras gauche ait été la première manifestation d'une hémiplégie commençante ? Sous l'influence de la première émotion très violente l'épuisement des tendances relatives au bras gauche aurait été tout de suite assez complet pour produire la subconscience totale avec anesthésie et paralysie ; dans les émotions qui ont amené la rechute l'épuisement aurait été d'abord incomplet et aurait amené simplement une modification des tendances avec sentiment d'étrangeté et phénomènes de dérivation sous forme de peur, enfin l'épuisement croissant aurait déterminé peu à peu la subconscience totale. Dans cette conception le refoulement n'aurait pas été une action volontaire du sujet, cause directe de la paralysie, il n'aurait été qu'une conséquence, une manifestation de l'épuisement à son début. L'analyse psychologique hésite entre ces interprétations et attend des éclaircissements de l'évolution même de la maladie.

La psycho-analyse ne s'embarrasse pas de ces subtilités, parce qu'elle se place, si je ne me trompe, à un tout autre point de vue. Elle adopte deux notions, celle du transfert et celle de la subconscience par refoulement, et les considère comme des notions fondamentales, entrant dans la définition de toute névrose. Ces définitions étant admises une fois pour toutes, elle se borne à rechercher de quelle manière, par suite de quelle interprétation symbolique on peut rattacher un symptôme à ces notions fondamentales du transfert et du refoulement. On s'étonne de la voir ainsi interpréter les faits comme de simples symboles que l'on transforme à volonté, c'est qu'elle est convaincue avant toute étude qu'il y a derrière ces faits un transfert et un refoulement sans lesquels la névrose serait impossible.

On peut trouver dans les œuvres de cette école bien des exemples de ce mode d'interprétation. On sait par exemple que certains névropathes, des hystériques et des psychasténiques, manifestent un attachement tout particulier et quelquefois bizarre pour le médecin qui a réussi à prendre quelque influence sur leur esprit. Cet attachement se présente de bien des manières différentes et semble dépendre de phénomènes psychologiques très divers dans lesquels interviennent suivant les cas des suggestions, des aboulies, l'incapacité à conclure par soi-même, le besoin d'être compris, le besoin d'être dirigé et surtout le besoin d'être excité si important chez les déprimés. La psycho-analyse explique les faits bien plus simplement par le transfert (*Uebertragung*) d'un sentiment d'amour sexuel que le sujet aurait éprouvé autrefois soit pour l'un de ses parents, soit pour une autre personne et qu'il reporte maintenant sur son médecin.[1] La suggestion et l'hypnotisme sont alors des phénomènes très simples qui consistent dans le transfert des tendances sexuelles du complexe ' enfants-parents ' au complexe ' sujet-hypnotiseur '. Il est évident que si on a admis une fois pour toutes que toute docilité quelle qu'elle soit est un symbole de sentiments érotiques, que dans toute névrose il y a un transfert inconscient de quelque chose, on *peut* expliquer les choses de cette manière.

On trouve aussi des exemples intéressants de ce mode de raisonnement dans les études faites par M. Freud d'abord, puis par ses élèves sur les petites erreurs journalières que nous appelons des distractions, sur les lapsus linguæ, les lapsus calami, sur les oublis, les plaisanteries. Nous nous figurons d'ordinaire que ces faits sont très complexes et très variés comme toutes les erreurs; suivant les cas nous faisons intervenir pour les expliquer des paresses de la volonté et de l'attention, des arrêts de développement de telle ou telle tendance dont la tension est insuffisante, des phénomènes d'épuisement, des préoccupations, des habitudes, des associations d'idées, des suggestions, etc. Ces auteurs ne se préoccupent pas de tout cela et ils n'étudient en réalité qu'un seul problème : de quelle manière, par quelle suite d'interprétations symboliques peut-on rattacher ces distractions à l'action de quelque tendance dissociée, refoulée dans le subconscient ? Il s'agit toujours d'une tendance de ce genre qui

---

[1] Cf., en particulier, S. Ferenczi, ' Die Rolle der Uebertragung bei der Hypnose und Suggestion,' *Jahrbuch für psycho-analytische Forschungen*, 1910, i. 1. R. Acher, ' Recent Freudian Literature,' *The American Journal of Psychology*, 1911, p. 433.

cherche à se manifester par des actes sans l'autorisation de la conscience normale qui joue le rôle de censeur. Si les faits nous semblent quelquefois embarrassants c'est qu'ils ont revêtu un ' travestissement ' pour échapper au censeur. Il s'agit en somme d'un mécanisme analogue à celui des rêves et nous devons interpréter ces distractions comme tout à l'heure nous devions chercher la clef des songes. Nous avons heureusement comme guide de cette interprétation le principe général du refoulement qui doit être admis au début comme fondamental.

Le caractère général de ces méthodes me semble avoir été indiqué d'une manière intéressante dans un article de M. Frederick Lyman Wells, ' Critique of Impure Reason.' [1] Ce qui caractérise cette méthode, dit-il, c'est le symbolisme, un événement mental peut toujours, quand cela est utile à la théorie, être considéré comme le symbole d'un autre. La transformation des faits, grâce à toutes les méthodes de condensation, de déplacement, d'élaboration secondaire de dramatisation peut être énorme, et il en résulte qu'un fait quelconque peut signifier tout ce que l'on voudra. L'auteur ajoute que c'est là, à son avis, une conception un peu naïve du déterminisme psychologique. C'est surtout, si je ne me trompe pas, une conséquence de la confiance des auteurs dans un principe général posé au début comme indiscutable, qu'il ne s'agit pas de démontrer par les faits, mais d'appliquer aux faits.

Il faut reconnaître que la pauvre conception de la subconscience, que je présentais timidement en 1886-9, a eu depuis cette époque une brillante destinée. Elle n'était à mes yeux que l'expression de certaines observations psychologiques, une apparence que prenaient dans certains cas divers troubles pathologiques. La subconscience est devenue dans les études des spirites et des occultistes un principe merveilleux de connaissance et d'action bien au-dessus de notre pauvre personnalité. La subconscience est devenue chez les psycho-analystes le principe général et la définition à priori de toute névrose.

III. Les Souvenirs traumatiques Relatifs à la Sexualité

Nous arrivons à l'une des études de la psycho-analyse qui est la plus connue et qui trop souvent a fait oublier les précédentes, indispensables cependant pour la bien comprendre. Je veux parler des recherches sur le rôle des troubles sexuels dans la pathogénie des névroses.

Depuis longtemps ce problème avait été aperçu et discuté par les médecins : Hippocrate disait déjà que l'hystérie se présente chez des femmes qui souffrent d'une insuffisance des rapports sexuels : ' Nubat illa,' disait-on souvent après lui, ' et morbus effugiet.' ' Pendant longtemps on rattacha les névroses à des troubles des fonctions sexuelles, à un tel point que le nom même de l'hystérie parut déshonorant. Le livre de Louyer Villermay, 1816, poussait déjà cette interprétation à l'extrême.

---

[1] Fr. Lyman Wells, ' Critique of Impure Reason,' *The Journal of Abnormal Psychology*, juin, juillet 1912.

On a justement remarqué que Briquet, 1859, et Charcot ont protesté contre les exagérations ridicules de cette doctrine ; mais il n'en est pas moins vrai que ces auteurs ont parfaitement bien compris l'importance de la sexualité dans les maladies nerveuses. Ils parlent à chaque instant des névroses de la puberté ou des névroses de la ménopause, de l'influence que les maladies portant sur les organes génitaux ont sur les fonctions nerveuses et mentales, du rôle de la masturbation excessive et des perversions sexuelles ; enfin parmi les causes des accidents névropathiques ils donnent une grande place aux émotions déterminées par des accidents d'ordre sexuel, aux viols, aux grossesses dissimulées, aux abandons, aux déceptions amoureuses, etc.

Axenfeld et Huchard parlent aussi de l'influence d'un tempérament lascif, de celle de la continence, de l'excitation sexuelle exagérée, des passions amoureuses contrariées. Mes propres observations portent sans cesse sur des névroses consécutives à des violences sexuelles, à des fiançailles rompues, etc. Une de ces premières observations que je viens justement de rappeler ici avait rapport à une jeune fille de 23 ans devenue paraplégique pendant des années à la suite de relations sexuelles prolongées avec son père et des craintes de grossesse. Le délire curieux de possession que j'ai donné comme un exemple des idées fixes subconscientes s'est produit chez un homme qui était tourmenté par le remords d'avoir trompé sa femme. Il me semble difficile de dire que l'analyse psychologique se soit désintéressée de ce problème et qu'elle n'ait pas étudié les relations des troubles sexuels avec les névroses.

Il n'en est pas moins vrai que sur ce point encore la psycho-analyse a pris une position tout à fait originale. Pour la bien comprendre il ne faut pas oublier que les troubles sexuels sont entendus par cette école d'une manière toute particulière. Quand ces auteurs parlent de troubles sexuels, il ne s'agit pas des modifications physiques, normales ou non, portant sur les organes génitaux ou sur leurs fonctions. La puberté en elle-même comme simple modification physiologique, la ménopause, les arrêts de règles, les blennhorragies, les métrites ne jouent pas dans le système de M. Freud un rôle particulièrement considérable. Cet observateur sait très bien que ces phénomènes se présentent constamment chez des individus qui n'ont aucun trouble névropathique et il ne les considère pas comme particulièrement importants dans les névroses. Les phénomènes sexuels dont il s'occupe sont ceux qui ont un retentissement moral, qui agissent sur les névroses par l'intermédiaire de phénomènes psychologiques. Ici encore il faut préciser : M. Freud ne s'occupe pas particulièrement des modifications mentales générales qui sont produites dans les fonctions mentales par des phénomènes génitaux, sans que le sujet s'en doute et sans qu'il ait lui-même compris leur caractère sexuel. Si un auteur parlait des dépressions mentales qui accompagnent la puberté ou la ménopause et s'il les rattachait à quelque intoxication, il ne serait pas exactement un psycho-analyste. Il s'agit dans la psycho-analyse d'événements d'ordre sexuel sans doute, mais que le sujet a compris comme tels, auxquels il a attaché de l'importance et dont il garde un souvenir pénible, capable de le troubler. En résumé il s'agit uniquement de souvenirs traumatiques relatifs à des aventures sexuelles. Une jeune fille a été très amoureuse, elle a cédé à celui qu'elle aimait et celui-ci, malgré ses promesses, refuse de l'épouser : cette aventure n'est pas indifférente au sujet, elle le trouble vivement et par l'un des mécanismes que nous avons étudiés elle détermine un souvenir traumatique et une névrose. C'est là le type des troubles sexuels que la psycho-analyse veut étudier. Les masturbations, les coïts incomplets, les abstinences sexuelles ne sont intéressants que par les émotions qui les accompagnent et les souvenirs traumatiques qu'ils déterminent. Il s'agit donc en résumé de souvenirs traumatiques relatifs à des aventures sexuelles ou, si l'on préfère, de souvenirs traumatiques à contenu sexuel et ce sont ces phénomènes-là dont la psycho-analyse à la suite de l'analyse psychologique étudie la fréquence et le rôle dans les névroses.

Sur le premier point, la fréquence de tels souvenirs, l'école de M. Freud présente une première doctrine très nette. Au lieu de constater avec tous les observateurs précédents que l'on trouve des souvenirs traumatiques relatifs à des aventures sexuelles chez *quelques* névropathes elle affirme, et c'est là son originalité, que l'on trouve de tels souvenirs chez *tous* les névropathes sans exception. Sans de telles aventures transformées en souvenirs traumatiques il n'y a pas de névroses. Si on ne les constate pas facilement chez tous les malades c'est que l'on n'a pas su les faire avouer au malade, ou que l'on n'a pas su les découvrir au travers de ses réticences.

Chez un certain nombre de sujets, en effet, cette recherche ne présente pas de difficultés, et il n'y a pas non plus grand mérite à constater ces faits. Le malade explique lui-même qu'il a été victime d'un viol, qu'il a été abandonné ou qu'il a joué un rôle dans un drame d'adultère, etc. Si le malade ne l'explique pas tout de suite, on constate facilement dans ses délires, dans ses somnambulismes, le souvenir évident d'une aventure de ce genre et personne ne peut mettre en doute son existence.

Chez d'autres sujets on rencontre déjà plus de difficultés : ils ont beau remémorer les événements qui ont rempli les dernières périodes de leur vie, ils ne découvrent aucune aventure sexuelle vraiment intéressante. Il faut alors les aider à remonter en arrière à se rappeler les détails de leurs premières impressions d'enfance. On arrive ainsi non sans peine à raviver des souvenirs graves qui se dissimulaient : quand ils étaient tout enfants, à cinq ou six ans, ils ont rencontré une femme enceinte, ou bien ils ont vu un chien qui couvrait une chienne, ou ils ont entendu craquer le lit de leurs parents, et cela leur a causé une émotion prodigieuse à laquelle ils ne peuvent penser sans frémir.

Chez d'autres la difficulté est encore plus grande : avec la meilleure volonté du monde ils ne retrouvent rien de semblable. Alors il faut étudier et interpréter leurs rêves ; un jeune homme a rêvé à trois étoiles : il s'agit évidemment d'un rêve érotique, nous explique très bien M. Maeder.

' On dit d'une brillante actrice qu'elle est l'étoile du théâtre, un amant appelle son aimée son étoile, Ruy Blas est " un ver de terre amoureux d'une étoile ", en Suisse les jeunes filles appellent entre elles leurs organes génitaux leur étoile.' Ou bien une jeune fille a rêvé à une barque à voile sur le lac Léman ; or sur ces barques la forme des voiles est tout à fait caractéristique, elle rappelle celle d'un poignard ou d'un objet pointu dirigé vers le ciel ; l'interprétation est évidente. On interprétera plus facilement encore le rêve du serpent et surtout du serpent-chien, le rêve du jardin : ' je suis dans un grand jardin ombragé où un jardinier arrose,' le rêve de la maison et de la caverne, le rêve de l'oiseau, etc.[1] Nous serons ainsi sur la voie du souvenir traumatique à contenu sexuel.

Si cela ne suffit pas, il faudra savoir interpréter des sentiments que le malade reconnait avoir éprouvés dans diverses circonstances. Par exemple, le malade vient-il vous dire qu'à certains moments il a formé le souhait d'être le fils d'un grand personnage, d'un roi, ou d'un grand financier au lieu d'être le fils d'un petit bourgeois. Cela est très caractéristique, cela prouve qu'il a eu à ce moment le désir de mettre son père de côté, de l'écarter en quelque sorte de sa vie. Pourquoi cela ? évidemment parce qu'il se trouvait en rivalité avec son père, parce qu'il avait un amour sexuel pour sa mère et qu'il formait dans son esprit le fameux ' complexe Œdipe ' qui joue un rôle très important dans cette psychologie un peu spéciale.[2] Un jeune homme reconnaît qu'au début de sa carrière sentimentale, il a eu un sentiment tendre pour une femme plus âgée que lui : c'est bien simple, cela prouve qu'il a été amoureux de sa mère et qu'il a transféré ce sentiment sur des vieilles femmes qui étaient pour lui ' comme des mères supplémentaires '. Un autre jeune homme reconnaît-il qu'à plusieurs reprises il s'est senti quelque amour pour des femmes coquettes et peu vertueuses. L'interprétation est bien simple : Il avait autrefois, c'est évident, une passion amoureuse pour sa mère et il a appris avec désespoir la nature des relations qui existaient entre sa mère et son père ; le ' complexe Œdipe ' est devenu actif et il a souhaité que sa mère devienne infidèle à son père, probablement à son bénéfice. C'est à cause de ce roman d'enfance que bien des hommes ont un faible pour les femmes coquettes et de mauvaise vie.[3]

D'ailleurs, s'il le faut, on interprétera de la même manière des phéno mènes plus simples. Le sujet a-t-il eu dans son enfance l'habitude de faire des pâtés de sable ou auparavant celle de sucer son pouce, cela suffit pour indiquer de précoces perturbations sexuelles ; un peu plus tard le goût du piano a un rapport très étroit avec la masturbation.[4]

[1] Cf. A. Maeder, ' Essai d'interprétation de quelques rêves,' *Archives de Psychologie*, Genève, avril 1907.

[2] Cf. M. Richard Wagner, ' Ein Beitrag zur Psychologie des künstlerischen Schaffens ', Leipzig, 1911 ; *American Journal of Psychology*, 1911, p. 420.

[3] S. Freud, ' Beiträge zur Psychologie des Liebeslebens,' *Jahrbuch für psychoanalytische Forschungen*, 1910.

[4] E. Jones, ' The Pathology of Morbid Anxiety,' *Journal of Abnormal Psychology*, juillet 1911, p. 103.

Il faut se méfier en particulier des sensations et des sentiments relatifs à l'anus chez les petits enfants : on sait que ' l'anus est une zone érotique parcellaire ' qui peut se développer indépendamment des autres. Les entérites qui sont fréquentes dans la première enfance surexcitent cette zone et préparent les névroses spéciales. M. Kurt Mendal exprime d'une façon un peu ironique sans doute, mais très saisissante ce souci des Freudians d'interpréter les phénomènes relatifs à l'anus des petits enfants : ' Peut-être, dit-il à son enfant, tu n'as pas voulu aller sur le pot avant de te coucher, tu as refusé de vider ton rectum parce que tu espères tirer une jouissance voluptueuse de la défécation, voilà pourquoi tu prends plaisir à retenir tes excréments.' [1] Je ne puis malheureusement insister sur ces interprétations qui sont très nombreuses et très ingénieuses dans les ouvrages de cette école, il me suffit d'avoir indiqué par ces quelques exemples comment on parvient à établir malgré les dissimulations et les oublis du sujet l'existence chez tous les névropathes d'un souvenir traumatique avec un contenu sexuel.

Sur le second problème relatif au rôle que ces troubles sexuels et ces souvenirs ont pu jouer dans la maladie, l'école de M. Freud présente également une doctrine qui lui est propre. Elle affirme que dans tous les cas de névrose ces troubles sexuels et ces souvenirs ne sont pas *une des causes* de la maladie, mais sont *la cause essentielle et unique* de la maladie. De même que la syphilis est aujourd'hui considérée comme la cause spécifique du tabès et de la paralysie générale, ces troubles sexuels et ces souvenirs sont la cause spécifique des névroses.

La démonstration de cette thèse séduisante par sa simplicité est donnée de différentes manières. Quelquefois elle est faite par un rapprochement, une comparaison des symptômes que l'on observe dans la maladie avec les phénomènes qui existent dans les phénomènes sexuels. Examinons, par exemple, le phénomène de l'angoisse, si fréquent dans une foule de troubles névropathiques, en particulier chez les psychasténiques. Cette angoisse, qui constitue pour M. Freud (1895) une maladie spéciale, présente divers symptômes, les troubles respiratoires, les palpitations, les modifications de la coloration de la face, la sueur, la sécheresse de la bouche, les contractions péristaltiques de certains muscles qui sont tout à fait identiques aux phénomènes caractéristiques de la jouissance sexuelle. Aussi son explication est-elle toute naturelle : l'angoisse est une jouissance sexuelle incomplète, une jouissance manquée apparaissant chez des individus qui ont pris la mauvaise habitude de l'arrêter avant la fin de son développement. Quand, pour diverses raisons, le désir sexuel ne peut pas suivre son cours naturel, quand il est détourné de son but par des restrictions morales, par le célibat, par les pratiques du coït incomplet, etc., il est refoulé et alors il agit subconsciemment et se manifeste par les troubles de l'angoisse.

Le plus souvent la démonstration du rôle des troubles sexuels et de leur souvenir se fait par une méthode que je pourrais appeler la construc-

[1] Cf. Ladame, ' Névroses et Sexualité,' *L'Encéphale*, 1913. p. 163.

tion symbolique dans laquelle on applique les principes précédemment établis sur le refoulement et le transfert. Un symptôme pathologique étant donné, on cherche de quelle manière ce symptôme pourrait être construit si on prenait pour point de départ de la construction un trouble sexuel en le transformant par le transfert et le refoulement. Si cette construction arrive à nous fournir quelque chose qui semble analogue au symptôme considéré, nous dirons que ce symptôme a réellement eu pour origine le trouble sexuel transformé.

Cette méthode ingénieuse ne peut être bien comprise que si on étudie quelques exemples. Constate-t-on des troubles de la sensibilité, des anesthésies, des troubles de la vision, il faut simplement rechercher de quelle manière un trouble sexuel, la honte d'une faiblesse sexuelle, par exemple, *peut* produire des troubles de la vision. Nous comprenons bien que diverses sensations, en apparence distinctes des fonctions sexuelles peuvent cependant s'associer avec elles. De même que la bouche ne sert pas seulement à manger, mais aussi à embrasser, les yeux ne servent pas seulement à diriger nos pas, ils peuvent aussi nous montrer les traits d'une personne aimée. Quand il y a honte d'un événement sexuel, il y a un refoulement de la tendance sexuelle et la curiosité sexuelle des yeux est réprimée et refoulée en même temps. Cela amène un trouble grave dans les relations de la vision avec la conscience : le moi, à la suite d'un refoulement qui a été excessif, perd sa domination sur les yeux et maintenant la vision entière, restée au service de la sexualité refoulée est passée dans le subconscient. C'est ainsi que la légende de Lady Godiva nous explique très clairement la cécité hystérique. Cette belle dame avait été condamnée à passer nue au travers des rues, les habitants de la ville s'imposèrent l'obligation de clore leurs volets, de fermer les yeux pour ne pas la voir : ils se rendaient aveugles par un délicate courtoisie. Qui donc pourrait résister à une explication aussi poétique ? [1]

Voici d'autres applications de la même méthode de démonstration simplement à titre d'exemples. Constate-t-on qu'une femme a peu de disposition pour l'acte d'amour et qu'elle est plutôt frigide : c'est bien simple. Elle a eu quand elle était adolescente une passion coupable pour son père (voyez concept Œdipe), et elle a violemment réprimé ces senti-ments incestueux. La répression a été trop grande et maintenant elle conserve cette attitude de froideur toute sa vie.[2] Un homme manifeste-t-il des tendances homosexuelles, il ne faut pas chercher bien loin une explica-tion qui est fort simple. C'est qu'il a eu au début de sa vie un grand amour pour sa propre mère. Au premier abord on peut être surpris que cet amour pour sa mère ait déterminé maintenant un amour pour les jeunes garçons, mais cela est cependant bien simple. Les petits garçons se figurent toujours que leur mère a un organe male, identique

[1] S. Freud, *Die psychogene Sehstörung in psycho-analytischer Auffassung*, 1910 ; cf. Acher, ' Recent Freudian Literature,' *American Journal of Psychology*, 1911, p. 426.

[2] J. Sadger, ' Aus dem Liebesleben Nicolaus Lenau,' *Schriften zur angewandten Seelenkunde*, 1909. Acher, op. cit., p. 432.

au leur, les anciennes divinités hermaphrodites étaient des représentations féminines avec des organes mâles surajoutés, exactement comme les enfants se représentent leur mère : l'enfant ne fait sur ce point que récapituler les anciennes croyances de la race. Si cette explication ne satisfait pas, on peut la présenter autrement. Beaucoup d'individus qui ont eu ainsi une tendresse excessive pour leur mère ont refoulé ce sentiment : le refoulement excessif les rend désormais incapables d'aimer des femmes et ils deviennent par excès de vertu des pervertis, des homosexuels. Cette explication vous déplaît-elle, on va immédiatement la remplacer par une autre : un des grands avantages de ces démonstrations symboliques, c'est que l'on peut très aisément les varier à l'infini. L'enfant a eu pour sa mère un amour sexuel si intense qu'il en est arrivé à s'identifier avec elle, à se confondre avec elle, à posséder les sentiments qu'elle avait elle-même. Or cette mère avait de l'amour pour son enfant, c'est-à-dire pour lui, pour un garçon, donc puisqu'il a les sentiments de sa mère il aura de l'amour pour un garçon. Le garçon qu'il aime est simplement un souvenir de sa propre personne infantile qu'il aime comme sa mère l'aimait lui-même dans son enfance ; il aime ce garçon en s'aimant lui-même, c'est une sorte de Narcissisme. De cette manière il reste fidèle à sa mère en aimant un garçon, tandis qu'il lui serait infidèle en aimant une femme.[1] On peut étudier ainsi tous les symptômes névropathiques quels qu'ils soient ; on démontrera facilement par la méthode des constructions symboliques qu'ils sont tous des conséquences plus ou moins directes de souvenirs sexuels lointains maladroitement refoulés.

Ces études sont susceptibles d'une grande précision : elles peuvent montrer que certains incidents de la vie sexuelle conduisent à tel ou tel symptôme pathologique. On a constaté, en effet, que l'aventure dangereuse a eu lieu le plus souvent dans la première enfance. ' Si l'événement sexuel originaire n'a pas eu lieu avant la huitième année, jamais l'hystérie n'éclatera par la suite. La trace de ce premier traumatisme sexuel est d'abord inoffensive, plus tard à la puberté éclate un conflit entre l'instinct génital et la morale sociale. Ce conflit amène un refoulement dans le subconscient de diverses scènes sexuelles auxquelles a assisté le jeune homme ou la jeune fille et la névrose apparaît. Celle-ci prend des formes différentes suivant la nature du traumatisme initial. Si l'enfant a subi, avant l'âge de huit ans bien entendu, des aggressions d'ordre sexuel, si dans l'aventure sexuelle il a eu un rôle passif, la névrose prendra plus tard la forme de l'hystérie. Si au contraire l'enfant a eu dans ces premières aventures le rôle actif, s'il a été l'aggresseur, la névrose prendra la forme des obsessions et des phobies, elle sera plutôt la psychasténie. C'est pour cela, paraît-il, que l'hystérie est plus fréquente chez les femmes, la psychasténie chez les hommes (?). Dans son étude *Zur Aetiologie der Hysterie*, 1896, M. Freud déclarait que ces découvertes pathogéniques seraient pour la neuro-pathologie ce qu'a été pour la géographie la découverte des

---

[1] S. Freud, *Eine Kindheitserinnerung des Leonardo da Vinci*, Wien, 1910. R. Acher, op. cit., 1911, p. 414.

sources du Nil, c'est-à-dire la plus grande découverte de cette science au dix-neuvième siècle. Les autres névroses d'ailleurs ont également des causes précises, la neurasthénie a pour cause unique la masturbation, la névrose d'angoisse (dont M. Freud fait une maladie spéciale) a pour cause le coït incomplet ou l'abstinence exagérée, etc. Ces interprétations permettent donc un diagnostic très exact.

Il est juste de remarquer que plus tard, en 1905, M. Freud reconnaît qu'il a été trompé sur quelques points par les réminiscences inexactes de quelques malades et il ne semble plus donner aux diverses névroses une étiologie aussi précise : il semble avoir renoncé à la découverte des sources du Nil, nous dit M. Ladame[1]. Mais il maintient toujours le principe fondamental, c'est que ' dans une vie sexuelle normale, une névrose est impossible '. Il continue à donner aux névroses et même à certaines psychoses, comme la démence précoce, une cause unique et vraiment spécifique, c'est-à-dire un trouble sexuel causé par une aventure qui se conserve sous la forme d'un souvenir traumatique.

Bien entendu la découverte de l'agent causal spécifique des névroses a pour conséquence une thérapeutique simple et précise. Un coït normal et régulier suffira toujours pour guérir tous les troubles névropathiques. Malheureusement, comme le remarque M. Ladame, cette excellente ordonnance médicale n'est pas toujours facile à appliquer. M. Freud lui-même remarque avec tristesse qu'une grande difficulté d'application se trouve dans le danger de la conception trop fréquente des enfants qui gêne la pratique du coït normal et régulier. Les précautions prises contre la fécondation, les pratiques peu naturelles, l'usage des divers préservatifs, tous déplorables, sont toujours néfastes et suppriment tous les bons effets du coït normal et régulier. Cruelle énigme ! M. Freud prie les médecins de vouer toute leur force et leur intelligence à trouver un préservatif qui puisse satisfaire à toutes les exigences d'un coït sans dommage pour la jouissance et sans danger, préservant à coup sûr des maladies et de la conception : ' Celui qui arriverait à combler cette lacune de notre technique médicale aurait conservé la santé et la joie à d'innombrables personnes.'[2]

Il est impossible d'entreprendre ici la discussion de toutes les études que M. Freud et ses élèves ont accumulées sur la sexualité humaine, je dois me borner à rester au point de vue clinique et à mettre en face des opinions précédentes la conception peut-être beaucoup moins intéressante à laquelle aboutit l'analyse psychologique ordinaire, telle qu'elle était pratiquée par les anciens psychiatres, telle qu'elle existe chez tous ceux qui se bornent à l'observation et à l'induction prudente.

Sur le premier point, la fréquence du souvenir traumatique de contenu sexuel chez les névropathes, la différence entre les deux conceptions semble au premier abord être peu considérable. L'analyse psychologique

---

[1] Ladame, ' Névroses et Sexualité,' *L'Encéphale*, 1913, p. 71.
[2] Cf. ibid., p. 179.

a toujours admis que les névropathes avaient fréquemment des troubles sexuels, des aventures sexuelles, et qu'ils conservaient souvent à propos de ces aventures et de ces troubles des souvenirs pénibles et dangereux. Tous les médecins ont entendu des névropathes, hommes ou femmes, se plaindre qu'ils ont été bouleversés par une déception amoureuse, qu'ils sont très frappés par le souvenir d'un échec sexuel, qu'ils croient être devenus impuissants, etc. Tous les auteurs ont publié des faits semblables et M. Freud est simplement d'accord avec eux quand il décrit à son tour des perturbations génitales.

La différence entre les deux conceptions est simplement une différence de degré, mais cette différence est capitale. Dans tous les cas où M. Freud dit : ' *tous* les malades ', l'analyse psychologique dit : ' *quelques* malades, un grand nombre de malades '. Nous retrouvons encore ici l'opposition entre la généralisation illimitée et la constatation précise. Pour comprendre ces restrictions il faut s'entendre sur le mot ' aventure sexuelle '. En effet, il est incontestable que dans un certain sens tout le monde a eu des aventures sexuelles, surtout si on se permet les interprétations symboliques. La naissance d'un petit frère, les premières règles, la première éjaculation, une déception amoureuse, l'audition d'un cancanage quelconque sur un mari infidèle, etc., tout peut être appelé une aventure sexuelle. Et il est bien évident que tout le monde ayant eu de cette façon des aventures sexuelles, les névropathes en ont eu aussi. Mais cette constatation banale n'apprend rien au médecin sur l'étiologie des névroses, puisqu'elle est la *même* pour les malades et pour les individus bien portants. Il s'agit donc d'une aventure sexuelle assez grave pour avoir troublé le sujet, pour lui laisser un souvenir pénible, souvenir capable de déterminer encore maintenant de l'émotion, de la fatigue et des troubles psychologiques. Si on entend le mot dans ce sens l'analyse psychologique, à l'inverse de la psycho-analyse, constate que tous les névropathes n'ont pas eu de telles aventures sexuelles et n'observe de tels souvenirs traumatiques que chez un nombre restreint de malades.

La proportion des névropathes chez qui on découvre des troubles de ce genre est assez difficile à préciser, d'abord parce que l'observation n'a pas toujours été dirigée précisément dans ce sens et ensuite parce que ce nombre doit être fort variable suivant le milieu dans lequel on observe. M. Oppenheim, 1910, n'admettait qu'une faible proportion de malades accusant nettement des troubles sexuels ; il est vrai que cet auteur se préoccupait surtout du problème que nous aborderons tout à l'heure, le problème du rôle des troubles sexuels, et qu'il comptait seulement les malades chez qui les troubles sexuels ont réellement déterminé la maladie. M. Loewenfeld et M. Ladame semblent disposés à reconnaître de tels troubles plus souvent, dans les trois quarts des cas. Récemment M. Dejerine dans son livre sur les psycho-névroses[1] constate des préoccupations sexuelles 22 fois sur 100 cas. Je n'ai pas fait de statistique précise, mais je me

[1] Dejerine et E. Gauckler, *Les manifestations fonctionnelles des Psycho-névroses*, 1911, p. 344.

rapprocherai plutôt du chiffre de MM. Loewenfeld et Ladame et je dirais volontiers que l'on constate des souvenirs pénibles de contenu sexuel et des troubles sexuels chez les trois quarts de ces malades en me réservant d'apprécier tout à l'heure l'importance du rôle que ces phénomènes ont pu jouer dans la maladie. Le chiffre exact importe peu d'ailleurs, car je le crois fort variable. Si M. Freud nous disait simplement que ses propres statistiques donnent des chiffres plus élevés, que dans le pays où il observe les préoccupations génitales et les troubles sexuels sont plus fréquents que dans les autres contrées, je me garderai bien de le contredire : j'ai toujours pensé que Paris avait sur ce point une réputation usurpée. La seule chose qui me paraît importante, c'est que nous n'observons pas de tels troubles chez tous les névropathes sans exception et que le souvenir traumatique de contenu sexuel n'est pas chez eux constant et nécessaire comme la syphilis chez le tabétique.

Ce fait peut être mis en évidence par la plus simple observation. L'analyse psychologique soutient que l'on peut observer assez fréquemment de grands névropathes qui ne se plaignent en aucune façon de leurs fonctions sexuelles, et qui de quelque manière qu'on les examine ne conservent aucun souvenir pénible relatif à une aventure sexuelle bien déterminée. Je rappelle simplement à titre d'exemple une observation qui me semble très nette, celle d'une jeune femme que j'ai décrite autrefois.[1] Cette jeune femme, que j'observe depuis plus de dix ans, a présenté les phénomènes de l'hystérie la plus grave et la plus prolongée. Fille d'un père alcoolique, mort en delirium tremens, et d'une mère psychasténique grave, morte de tuberculose pulmonaire, intoxiquée elle-même par une fièvre typhoïde, épuisée par la misère, par l'excès de travail et de veilles, troublée par de terribles émotions au moment de la mort vraiment dramatique de sa mère, elle a eu successivement depuis dix ans les troubles névropathiques les plus remarquables. Eh bien, quoique je l'aie toujours suivie attentivement et que je connaisse toutes ses pensées dans tous les états psychologiques, je puis affirmer qu'elle n'a jamais eu de troubles sexuels proprement dits ni d'aventures sexuelles qui l'aient impressionnée. Élevée comme ouvrière dans un milieu peu sévère elle a connu de bonne heure tous les phénomènes sexuels sans y attacher d'importance : elle est capable d'avoir des sensations génitales normales sans les trop rechercher et sans les mépriser. Il est difficile d'imaginer une vie sexuelle plus normale et cependant c'est une des plus grandes hystériques que je connaisse. La même observation peut se faire sur beaucoup de malades hystériques, elle peut être reproduite sur des psychasténiques qui sont obsédés ou phobiques à propos d'autres faits, mais qui sont tout à fait corrects au point de vue sexuel. L'existence de pareils individus, à supposer même qu'ils soient rares, me paraît incontestable ; elle est absolument niée par l'école de M. Freud pour

[1] 'L'amnésie et la dissociation des souvenirs par l'émotion,' *Journal de Psychologie normale et pathologique,* septembre 1904 ; *L'État mental des hystériques,* 2e édition, 1911, p. 506.

laquelle la névrose ne peut pas coexister avec une vie sexuelle normale. Voilà une différence très nette entre l'analyse psychologique et la psycho-analyse.

Un autre point est encore important et accuse cette opposition : Une analyse psychologique impartiale observe chez les névropathes d'autres troubles et d'autres souvenirs traumatiques qu'il n'est pas légitime de confondre avec des souvenirs d'aventures sexuelles. Comme je le disais autrefois dans mes études sur le traitement psychologique de l'hystérie : ' Les émotions d'ordre sexuel existent évidemment, elles sont naturelles si l'on songe qu'il s'agit des sentiments les plus fréquents et les plus vifs, les plus fertiles en émotions de toute espèce. Mais il faut remarquer d'abord qu'il ne s'agit pas toujours de véritables excitations génitales, l'amour étant un sentiment très complexe qui peut revêtir bien des formes. Ensuite il faut reconnaître que les accidents hystériques ont très souvent pour origine des idées fixes de nature très différente. Celle-ci est inconsolable de la mort de sa mère ou de la mort de son enfant, celle-là d'une accusation de vol portée contre elle, etc. Faut-il rappeler les innombrables hystéries traumatiques déterminées par le souvenir obsédant d'un choc, d'un accident quelconque. En un mot tous les souvenirs, toutes les pensées capables de provoquer des émotions fortes et durables peuvent jouer le rôle d'idées fixes et devenir le point de départ des accidents hystériques. On doit seulement remarquer que suivant l'âge, l'éducation, la situation sociale du malade, certaines idées fixes sont plus fréquentes les unes que les autres '.[1] Il faudrait commencer par éliminer toutes ces autres émotions, il faudrait démontrer rigoureuse-ment et non par des constructions symboliques qu'elles sont réellement identiques à des émotions sexuelles, pour ne tenir compte que de celles-ci et l'analyse psychologique croit cette démonstration tout à fait impossible.

Bien au contraire nous sommes disposés à croire que parmi ces autres aventures et ces autres souvenirs se trouvent des phénomènes extrême-ment importants dont il faut tenir autant de compte que des émotions sexuelles elles-mêmes. Récemment M. I. H. Coriat (de Boston) trouvait intéressant de faire jouer dans certains cas un rôle aux systèmes psycho-logiques relatifs au dégoût.[2] M. Boris Sidis[3] accordait une plus grande importance aux tendances relatives à la peur : il commençait son article par le beau mot de R. Kipling : ' Fear walks up and down the jungle by day and by night,' il rappelait que la peur a dû jouer jadis un grand rôle dans le monde et que le passage de la brute à l'homme, suivant une pensée de W. James, est caractérisée par la décroissance des occasions de la peur. Il proposait de placer souvent des exagérations de l'instinct de

---

[1] ' Traitement psychologique de l'hystérie,' dans le *Traité de Thérapeutique* de A. Robin, 1898, xv. 149.

[2] I. H. Coriat (de Boston), ' Discussion of the Symposium,' *Journal of Abnormal Psychology*, juillet 1911, p. 167.

[3] Boris Sidis, ' Fear, Anxiety, and Psychopathic Maladies,' *Journal of Abnormal Psychology*, juillet 1911, p. 120.

XII   E

la peur à la base des troubles psychopathiques. On pourrait aisément avec cette pensée fort juste construire tout un système analogue à celui que M. Freud a construit avec les instincts sexuels. Je serais disposé aujourd'hui à ajouter d'autres faits ayant rapport à des tendances peu connues mais qui, à mon avis, jouent dans la conduite humaine un rôle considérable, les tendances à fuir la dépression et à rechercher l'excitation. Les troubles de ces tendances deviennent le point de départ d'un grand nombre d'idées obsédantes et impulsives, comme j'ai souvent essayé de le montrer. L'étude de ces diverses tendances, capables toutes de donner naissance à des aventures, à des émotions et à des souvenirs au lieu de l'examen unique des tendances sexuelles est encore un des caractères qui séparent l'analyse psychologique de la psycho-analyse.

Les auteurs qui raisonnent de cette manière s'exposent à une objection et sont sévèrement critiqués par les psycho-analystes convaincus. M. J. E. Donley[1] et M. I. H. Coriat avaient eu l'audace d'observer que leurs malades avaient d'autres préoccupations que des préoccupations d'ordre sexuel. M. I. H. Coriat avait suivi son malade pendant un an et demi, il avait analysé toute sa conduite, il avait même étudié ses rêves et à son grand étonnement il n'avait trouvé ni phénomènes de conversion, ni idées fixes de contenu sexuel. Ces remarques subversives ont été vertement condamnées et on a déclaré à leurs auteurs que de telles études ne signifiaient absolument rien : ' Vous n'avez pas appliqué la méthode, la seule, la vraie, vous n'avez pas pris la lunette de Galilée ; si vous aviez fait la psycho-analyse du sujet, vous auriez trouvé en lui une foule de troubles sexuels, d'aventures génitales et de souvenirs traumatiques.' Entendons-nous : si la méthode de la psycho-analyse consiste à trouver à tout prix, même en se permettant les interprétations les plus invraisemblables et les plus saugrenues des idées fixes sexuelles, il est évident que ces auteurs et moi-même nous n'avons pas fait de psycho-analyse, mais avons nous eu tort de n'en pas faire ? Cette méthode d'interprétation sexuelle à outrance est justement ce qui est en discussion. Avant d'exiger son application perpétuelle à tort et à travers, il faudrait commencer par démonter sa légitimité, par montrer sans interprétation la généralité des traumatismes d'ordre sexuel dans les névroses. A moins de tomber dans le cercle vicieux le plus manifeste, nous devons rechercher ces troubles sexuels sans psycho-analyse par le moyen de l'analyse psychologique ordinaire et selon les règles de cette méthode banale ; nous n'avons pas le droit de les inventer. De quel droit nous imposerait-on une méthode que nos observations contribuent justement à discréditer ? M. Oppenheim (de Berlin), 1910, disait que la psycho-analyse est une méthode moderne de torture, le mot est gros, car les auteurs, je l'espère, ne torturent que leur propre imagination. ' Il ne faut pas, disait M. I. H. Coriat, pousser l'analyse jusqu'au point où la logique et la raison sont remplacées par l'imagination de celui qui

---

[1] J. E. Donley, 'Freud's Anxiety Neurosis,' *Journal of Abnormal Psychology*, 1911, p. 130.

analyse '.[1] Pour nous cette méthode a surtout été une méthode de construction symbolique et arbitraire, elle montre comment les choses *pourraient* s'expliquer, dans le cas où l'origine sexuelle des névroses serait définitivement admise ; il n'y a pas lieu de l'appliquer tant que ce principe n'a pas été démontré. Les observations précédentes con servent donc leur valeur et mettent en évidence la différence qui existe entre les deux doctrines à propos de la fréquence des souvenirs traumatiques d'ordre sexuel dans les névroses.

Cette première discussion n'est pas suffisante, car nous reconnaissons que dans les trois quarts des cas il y a réellement des troubles sexuels et des préoccupations des malades relatifs à ces troubles. Il faut maintenant rechercher quelle place l'analyse psychologique fait à ces troubles dans l'ensemble de la maladie.

Dans quelques cas, nous n'avons pas d'hésitations. On voit que la maladie commence nettement peu de temps après l'aventure sexuelle et qu'il n'y avait aucune trace de ces troubles maladifs avant l'émotion sexuelle. On voit que la guérison de la maladie commence par la guérison de la fonction sexuelle, les autres troubles ne disparaissant qu'après les troubles de cette fonction. On n'obtient de modifications des symptômes pathologiques qu'en agissant sur les idées et sur les actes sexuels. En un mot, les applications les plus correctes des méthodes d'induction nous montrent que les phénomènes sexuels sont l'antécédent des troubles névropathiques. Nous admettrons donc que dans ces cas l'aventure sexuelle a déterminé non seulement un souvenir mais une grande émotion et un épuisement avec abaissement de la tension psychologique et qu'elle a bien été le point de départ de la maladie. Tout au plus pourrions-nous remarquer que le caractère nocif de l'aventure est dû aux émotions et aux épuisements qu'elle détermine plutôt qu'à son caractère sexuel proprement dit. Mais peu importe, nous sommes ici d'accord avec M. Freud pour rattacher le début de la maladie à l'événement sexuel. D'ailleurs, tous les auteurs étaient d'accord depuis longtemps pour admettre l'existence de faits de ce genre.

Mais faut-il comprendre de la même manière toutes les observations de beaucoup les plus nombreuses où nous voyons des troubles sexuels apparaître à un moment quelconque de la maladie, disparaître irrégulièrement, tandis que la maladie persiste, dans lesquels en un mot le déterminisme des phénomènes n'est pas du tout manifeste. M. Freud nous dit que dans tous ces cas nous devons toujours considérer les troubles sexuels comme primordiaux et essentiels simplement parce qu'on peut voir une certaine analogie entre les symptômes de la maladie et des phénomènes sexuels, ainsi l'angoisse ressemble dans quelques-unes de ses manifestations extérieures à la jouissance du coït, donc l'angoisse doit être un trouble sexuel. De vagues analogies de ce genre n'ont jamais été admises comme des preuves suffisantes d'un déterminisme,

---

[1] I. H. Coriat, 'A Contribution to the Psychopathology of Hysteria,' *Journal of Abnormal Psychology*, 1911, p. 60.

elles pourraient d'ailleurs être interprétées de manière toute différente. L'angoisse ressemble aussi à la peur ou à la surprise ou aux troubles des maladies cardiaques, si on ne se guide que par l'analogie auquel de ces troubles faudra-t-il la rattacher ? Ce qui est important ce sont les conditions dans lesquelles se présente l'angoisse. J'ai essayé de montrer qu'elle apparaît chez des individus déprimés, incapables d'exécuter correctement certains phénomènes psychologiques de haute tension. C'est pourquoi j'ai été amené à supposer qu'elle est une décharge, une dérivation intéressant les appareils des fonctions organiques qui se produit quand les phénomènes supérieurs ne peuvent pas s'exécuter. Diverses observations et diverses expériences sur la production et la suppression de l'angoisse semblent confirmer cette simple hypothèse.[1] Quoiqu'il en soit, une chose paraît certaine, c'est que l'angoisse apparaît à propos d'une insuffisance portant sur un acte quelconque et non pas uniquement à la suite des insuffisances sexuelles. L'analogie vague des symptômes avec des phénomènes sexuels n'est pas une raison suffisante pour donner la prépondérance à ces phénomènes sexuels dans l'interprétation de la maladie.

Bien entendu nous ne considérerons pas non plus comme démonstratives les analogies apparentes obtenues par les constructions symboliques. Dire qu'un phénomène *peut* à la rigueur s'expliquer par une de ces constructions, cela ne prouve pas du tout qu'il *doive* s'expliquer par cette construction et qu'il ne puisse pas s'expliquer par une autre. En réalité il n'y a aucune démonstration qui permette de généraliser ce rôle des phénomènes sexuels, il s'agit uniquement de constructions imaginaires que nous pouvons adopter ou non suivant nos préférences.

Mais malheureusement nous nous trouvons en présence d'une difficulté qui a été indiquée depuis longtemps par l'analyse psychologique et qui ne nous laisse pas tout à fait libres de suivre sur ce point nos préférences. Reprenant une idée qui avait déjà été présentée souvent par les anciens aliénistes, j'ai essayé d'expliquer dans mon livre sur les obsessions, 1903, que nous connaissions au moins en partie le déterminisme des troubles sexuels de certains névropathes. Dans bien des cas on peut établir que ces troubles sexuels au lieu de causer toute la maladie nerveuse en sont au contraire la conséquence et l'expression.[2] Je vois qu'aujourd'hui M. Fr. Lyman Wells adopte cette manière de voir : ' La vie sexuelle, dit-il, est dans notre civilisation assez difficile et elle devient une des pierres de touche de la puissance d'adaptation mentale. Les désordres de la conduite sexuelle sont une des manifestations les plus fréquentes et les plus inévitables des maladies nerveuses.'[3] M. Ladame rappelle l'opinion de plusieurs auteurs qui comprennent également les choses de cette manière et paraît adopter les mêmes conclusions.[4]

[1] *Obsessions et Psychasténie*, 1903, pp. 224-33, 561-6, 736.
[2] Ibid., 1903, i, p. 623.
[3] Fr. Lyman Wells, ' Critique of Impure Reason,' *Journal of Abnormal Psychology*, juin 1912. [4] Ladame, ' Névroses et Sexualité,' *L'Encéphale*, 1913, p. 65.

Comme ce point présente ici une assez grande importance, je demande
la permission de reprendre quelques-unes de mes anciennes études à ce
sujet. Après avoir montré que la vie sexuelle du psychasténique est
bien souvent troublée, j'ajoutais que certains malades le constatent avec
résignation, tandis que les autres s'en irritent et font des efforts déses-
pérés et ridicules pour retrouver le paradis perdu, ce qui détermine une
foule d'obsessions de caractère sexuel. ' J'admets donc, disais-je, les
faits signalés par M. Freud (les préoccupations sexuelles chez les obsédés),
mais je crois qu'il faut les interpréter autrement. M. Freud considère
le trouble sexuel, par exemple, une satisfaction génitale insuffisante,
comme le fait primitif, résultant des circonstances extérieures ou de la
conduite volontaire du malade, et il admet que c'est cette insuffisance
accidentelle des excitations génitales qui détermine de toutes pièces la
névrose. Ces insuffisances sont loin d'être primitives et de dépendre
des circonstances.... Même dans la masturbation, même dans le coït
réservé, à plus forte raison dans le coït normal, ces personnes pourraient
trouver une satisfaction suffisante si elles étaient normales. Mais elles
ne le sont pas et ces insuffisances de l'émotion sexuelle ne sont qu'une
manifestation, un cas particulier de leurs insuffisances psychologiques.
C'est parce qu'elles deviennent de plus en plus incapables de pousser un
phénomène psychologique jusqu'à son terme qu'elles s'arrêtent à moitié
chemin dans cette émotion comme dans les autres.'

Cette opinion que je soutenais il y a quelques années me semble
encore la plus vraie aujourd'hui et beaucoup d'observations nouvelles
viennent la confirmer. On peut constater chez bien des malades de
véritables obsessions amoureuses accompagnées même de gestes érotiques
et d'excitation sexuelle sans qu'il y ait réellement au point de départ
un trouble sexuel proprement dit. Ces malades manifestent perpétuellement leur tendresse, ils cherchent sans cesse à se faire remarquer,
ils ne rêvent qu'à des caresses et semblent 'constamment tendre vers
quelque chose qu'ils attendent avec impatience, comme s'ils aspiraient
à l'amour '. Il ne faut pas s'y tromper et attribuer tout cela à des
besoins génitaux inassouvis. Ces attitudes dépendent au fond de la
peur terrible de l'isolement, des besoins impulsifs d'aimer et d'être
aimé qui sont en rapport avec le besoin de direction, le besoin d'excitation
et des sentiments d'incomplétude qui accompagnent les dépressions.
Ces obsessions amoureuses sont l'équivalent des obsessions autoritaires,
des obsessions de jalousie ou tout simplement des impulsions à prendre
de l'alcool ou de la morphine. Elles alternent chez les mêmes malades
avec des impulsions à rechercher les toxiques excitants, elles apparaissent
avec les crises de dépression et disparaissent dès que la tension psychologique se relève. On commettrait une grande erreur en les considérant
comme primitives et en les rattachant à quelque traumatisme sexuel
ancien ou récent tandis qu'elles ne sont qu'une expression de la dépression
elle-même.

D'autres malades semblent au contraire souffrir d'une grande frigidité génitale : ils se plaignent de ne jamais arriver à la jouissance complète, de n'avoir que des satisfactions insuffisantes et ils sont tout disposés à croire, comme le médecin psycho-analyste, que cette frigidité, ces coïts incomplets sont la cause primitive et essentielle de leur maladie nerveuse. L'observation suivante me paraît à ce propos intéressante : une femme de 30 ans, Newy, récemment mariée et déjà enceinte, est toujours restée complètement indifférente aux caresses de son mari. ' Mon mari n'est pas pour moi ce qu'il devrait être, répète-t-elle, c'est là ce qui me rend si malade : je ne sens rien quand je suis près de lui, il y a un vide entre nous deux. Il n'arrive pas à faire que je puisse l'aimer.... Moi qui avais tellement le désir de me marier, je n'éprouve rien dans le mariage et j'ai maintenant l'idée de quitter mon mari, de me sauver n'importe où.... Cela m'énerve de ne sentir rien, d'être comme un morceau de bois et c'est là ce qui me rend malade.'

Remarquons d'abord que le trouble est beaucoup plus général que ne le pense la malade. Tous les sentiments sont troublés, remarquons seulement le trouble curieux du sentiment de propriété : ' Rien n'est à moi dans cet appartement.... Je ne suis chez moi dans aucune de ces chambres, elles me semblent étrangères et comme mortes. Ces costumes, ces robes que l'on m'a achetées depuis le début des fiançailles ne sont pas à moi.... Si je l'osais, je rechercherai mes vieilles robes et je les mettrais, car celles-là sont à moi.... Si j'essaye aujourd'hui d'acheter quelque chose pour le ménage, je ne pourrai même pas en rentrant défaire le paquet, car ce qui est dedans ne sera pas à moi et ne m'intéressera pas. On peut venir prendre tout ce qui est chez moi, je ne retiendrai rien, je ne suis attachée à aucun objet comme à aucune personne.' Non seulement tous les sentiments, mais tous les actes sont troublés : elle ne peut absolument rien faire : ' Je n'ai pas l'idée de m'installer ici, de mettre en train ce petit ménage. Si j'essaye de commencer une action je me sens épuisée d'avance et je me mets à pleurer sans rien faire ; mes actions ne sont pas réelles, pas plus que tout le reste... je ne peux même pas me décider à dormir....'

Ces troubles généraux sont antérieurs aux relations sexuelles avec le mari, ils ont existé gravement dès le début des fiançailles, ils existaient même antérieurement quoique moins accusés. C'est une femme d'une volonté extrêmement faible qui a toujours vécu auprès de sa mère et de sa sœur et qui était conduite par elles dans toutes ses actions : ' Ma mère et ma sœur décidaient tout pour moi et j'étais perdue, ahurie, si je me trouvais un moment sans elles.' Newy a déjà eu des crises de scrupules, moins fortes, il est vrai, que celle-ci, mais caractéristiques quand elle a été en vacances chez une tante loin de sa mère et de sa sœur.

Dans ces conditions il me semble que ce serait une grave erreur que de placer les troubles génitaux à l'origine de tout cela et de lui faire avouer, ce qui est facile, quelques masturbations anciennes dont elle n'est que trop disposée à s'accuser. Cette femme ne fait pas correctement l'acte génital de la même manière qu'elle ne peut pas correctement faire l'acquisition d'un objet, ou commander son dîner, l'aboulie génitale n'est qu'une manifestation de son aboulie générale. Il s'agit d'une personne déjà déprimée depuis plusieurs années, dont la dépression tient à bien des causes, à l'hérédité certainement, à l'éducation qui a été absurde, à une mauvaise hygiène physique et morale. Cette personne prédisposée a été épuisée par les difficultés des fiançailles, elle a été bouleversée en quittant sa mère et sa sœur par la nouveauté de la vie conjugale, de la vie à deux, par l'indépendance et la solitude où elle était laissée, par le changement d'appartement et enfin par les débuts de la grossesse. Cet épuisement, cet abaissement de la tension psychologique a troublé toutes les actions, et en particulier a rendu impossibles les actes d'acquisition avec sentiment de propriété et l'acte génital avec jouissance, parce que ce sont précisément des phénomènes psychologiques de haute tension.

Ce qui prouve la justesse de notre interprétation, c'est que cette malade se rétablit peu à peu sans que l'on se préoccupe le moins du monde de modifier ou de mieux organiser ses relations sexuelles. Il a suffi de soins hygiéniques, d'une direction morale qui diminue la difficulté des décisions à prendre, d'une éducation graduelle de son initiative, et un jour la malade est toute surprise de constater que ses meubles deviennent sa propriété : ' la salle à manger est bien à moi, mais pas encore la chambre à coucher....' Quand un jour elle a réussi avec beaucoup d'aide à organiser un petit dîner chez elle, elle en est fière et remonte assez sa tension pour pouvoir aimer le mari, pour avoir une jouissance complète et pour pouvoir, ce qu'elle croyait impossible, dormir toute une nuit près de lui. Plus tard les fonctions génitales oscillent exactement comme l'activité générale, elles baissent quand tous les autres actes baissent aussi, elles remontent et parviennent à l'acte complet quand il y a eu excitation de la volonté sans aucun traitement relatif aux fonctions sexuelles. Il en est de même chez beaucoup de malades : bien des observations recueillies sans parti pris et de simples expériences dirigées par la méthode d'induction nous montrent que des troubles sexuels en apparence très graves et des souvenirs traumatiques en rapport avec eux sont des phénomènes secondaires qui dépendent de la maladie elle-même, bien loin de pouvoir l'expliquer.

Quand j'ai exprimé autrefois des réflexions de ce genre sur le caractère secondaire des troubles sexuels dont parlait M. Freud, je me suis attiré la même critique sévère qui avait déjà frappé MM. J. E. Donley et I. H. Coriat. Dans ses études sur la pathogénie de l'anxiété morbide,[1] M. E. Jones rappelle les remarques que j'avais faites et sans les discuter ; il les supprime par ce reproche capital : ' M. Janet, dit-il, n'a pas fait la psycho-analyse de ses sujets ..., s'il avait fait cette psycho-analyse, il aurait forcément constaté que ces défauts des fonctions génitales sont des troubles spécifiques dus aux premiers développements de la vie

[1] E. Jones, ' The Pathology of Morbid Anxiety.' *Journal of Abnormal Psychology*, juillet 1911, p. 98.

sexuelle des malades.' Hélas ! M. Jones a raison, je n'ai pas fait la
psycho-analyse, c'est-à-dire que je n'ai pas interprété les dires des malades
dans le sens d'un dogme arrêté d'avance et je ne pouvais pas le faire,
justement parce que je ne croyais pas au dogme et que je cherchais à
constater sa vérité. M. Jones raisonne comme les croyants qui n'admet-
tent pas la critique de leur religion : ' J'ai lu les livres sacrés, dit le
sceptique, et j'ai trouvé en eux bien des contradictions et des incohérences.
— C'est que vous n'aviez pas la Foi, lui répondra le croyant ; si vous aviez
lu ces livres avec les yeux de la Foi vous n'auriez pas vu ces contradictions.' Hélas, je vois bien qu'il faut avoir la foi pour bien comprendre les
interprétations symboliques de la psycho-analyse.

Plusieurs auteurs ont été étonnés du caractère mystique de ces études
sur la sexualité, et ils se sont demandés comment M. Freud avait pu
être amené à cette conviction et pourquoi il voyait sans cesse et partout
des troubles sexuels, et plusieurs d'entre eux ont essayé d'expliquer cette
singulière illusion. M. Aschaffenburg suppose que M. Freud interroge
ses malades sur leur vie sexuelle d'une manière particulièrement impres-
sionnante, qu'il les suggestionne en quelque manière et leur fait répondre
tout ce qu'il veut, qu'il prend au sérieux le moindre mot si banal qu'il
soit, pourvu qu'il ait rapport au sexe, qu'il l'arrête au passage, le cloue
et le fait entrer dans une constellation mentale qu'il fabrique.[1] M. Fried-
länder et M. Ladame[2] proposent une explication plus curieuse, c'est qu'il
y a à Vienne une atmosphère sexuelle spéciale, une sorte de génie, de
démon local qui règne épidémiquement sur la population et que dans
ce milieu un observateur est amené fatalement à accorder une importance
exceptionnelle aux questions relatives à la sexualité.

Ces remarques contiennent probablement toutes les deux de la vérité,
je crois cependant que pour comprendre cette doctrine il est bon d'y
ajouter encore une autre réflexion. Cette importance accordée aux
événements sexuels résulte logiquement, si je ne me trompe, du caractère
des premières études de M. Freud. Comme nous l'avons vu, cet auteur
a essayé de transformer d'une manière originale les conceptions de
l'analyse psychologique sur les souvenirs traumatiques et sur la subconscience en les généralisant démesurément. Quand on est décidé à
retrouver chez tous les névropathes un souvenir d'une aventure émotion-
nante, capable de bouleverser la conscience, quand on admet à priori
que ce souvenir sera toujours plus ou moins refoulé, dissimulé sous des
symboles et des métaphores et qu'il ne sera exposé par le malade qu'avec
des réticences et des efforts, on arrive à peu près forcément à la découverte de secrets d'alcove. Dans notre civilisation les événements qui
ont le plus souvent déterminé des émotions petites ou grandes, les faits
dont les hommes et les femmes n'aiment pas d'ordinaire à parler libre-

---

[1] G. Aschaffenburg, ' Die Beziehungen des sexuellen Lebens zur Entstehung von
Nerven- und Geisteskrankheiten,' *Münchener medizinische Wochenschrift*, ii, sept.
1906.

[2] ' Névroses et Sexualité,' *L'Encéphale*, février 1913, p. 160.

ment, qu'ils expriment par des allusions, avec des mots latins qui bravent l'honnêteté, ce sont toujours les aventures de la vie sexuelle. La manière dont M. Freud avait compris le souvenir traumatique et les idées fixes subconscientes l'a conduit à donner cette grande importance à des aventures sexuelles racontées à demi-mot. Il ne faut pas être surpris s'il a apporté dans cette étude sa méthode d'interprétation ingénieuse et de généralisation hardie. Aussi croyons-nous qu'il faut résumer cette nouvelle étude de la même manière que les précédentes. L'analyse psychologique avait constaté à titre d'observation et d'hypothèse le rôle considérable de la sexualité dans les névroses ; la psycho-analyse a transformé cette notion et en a fait, si je puis emprunter un mot de M. Bleuler et de M. Ladame [1], le dogme de la pansexualité.

CONCLUSION. — LA PHILOSOPHIE ET LA PSYCHOLOGIE EN MÉDECINE

Les études de la psycho-analyse sur la sexualité ont-elles été exactement résumées dans l'analyse précédente ? C'est ce que beaucoup de disciples de cette école pourront contester en me reprochant d'avoir donné au mot 'sexualité' un sens trop littéral et trop brutal.

Un article de M. Freud me paraît résumer par avance les critiques auxquelles je me suis exposé. Il y a quelques années, une femme séparée de son mari avait éprouvé de la dépression et de l'angoisse et avait demandé conseil à un jeune médecin, disciple de M. Freud. Ce jeune médecin, en bon élève qu'il était, répondit à cette personne que tous ses troubles provenaient d'une insuffisance des satisfactions sexuelles et rédigea une ordonnance très simple : ' Reprendre immédiatement son mari ou prendre un amant.' Je dois avouer à ma grande honte que ce jeune confrère ne me paraît pas avoir été si mal avisé et qu'il me semble avoir appliqué très correctement la doctrine qu'on lui enseignait. Malheureusement la malade prétendit ne pouvoir appliquer l'ordonnance et se plaignit d'avoir été troublée par ce conseil. M. Freud accueillit ses doléances et dans un article vigoureux vitupéra son élève trop docile et compromettant.[2] Cet élève, disait-il, avait rétréci le sens du mot ' vie sexuelle ' et ne l'appliquait qu'aux fonctions purement somatiques, tandis que la psycho-analyse prend le mot dans un sens beaucoup plus large et plus moral. Toutes les émotions tendres et affectueuses doivent être considérées comme faisant partie de la vie sexuelle, car elles ont leur source dans l'impulsion sexuelle primitive. Quand on parle de ces choses il faut savoir ' sublimer ' le mot sexuel.... Dorénavant pour éviter la responsabilité de ces applications défectueuses de la psycho-analyse le directeur de cette école va faire une organisation internationale, grâce à laquelle on refusera le titre de membre de l'école à tous ceux qui ne seront pas jugés capable d'en appliquer correctement les principes.

[1] P. Ladame, op. cit., *L'Encéphale*, 1913, p. 72.
[2] S. Freud, ' Ueber wilde Psychoanalyse,' *Centralblatt für Psychoanalyse*, 1910, iii. 91. Acher, op. cit., *American Journal of Psychology*, 1911, p. 425.

N'insistons pas sur l'étrangeté de cette conclusion et sur ces pratiques d'excommunication majeure des hérétiques : nous avons déjà vu quelque chose d'analogue dans la ' Christian Science ' dirigée par Mrs. Eddy. Remarquons seulement que bien des auteurs nous ont également avertis qu'il fallait prendre le mot ' tendance sexuelle ' dans un sens bien plus général et plus poétique que nous ne l'avons fait. M. Jung nous disait déjà que l'instinct sexuel constitue la base de tous nos amours et de tous nos vouloirs, la libido, disait-il, est la véritable force de vie. M. J. J. Putnam nous disait aussi que pour comprendre ces doctrines il faut prendre ce mot ' sexuel ' dans le sens le plus large possible et y faire entrer tous les sentiments affectueux et nobles, car toute la civilisation consiste uniquement dans la transformation et la sublimation de cet instinct.[1] M. A. Maeder nous conseille de prendre le mot ' sexuel ' dans le sens ou le prennent les poètes quand ils disent que ' la faim et l'amour mènent le monde '.[2] Enfin M. E. Jones est beaucoup plus net encore : il nous explique que le sens dans lequel M. Freud a pris le mot ' instinct sexuel ' est le même que celui du mot ' volonté de puissance ' dans les œuvres de Shopenhauer, ou du mot ' élan vital ' dans la philosophie de M. Bergson.[3] Voilà qui est clair : tous les mots employés par les psycho-analystes comme ' instincts sexuels, désirs génitaux, appétit du coït, libido,' etc., désignent tout simplement ' l'élan vital ' des métaphysiciens.

Plusieurs auteurs ont déjà protesté contre cette extension indéfinie du mot ' tendance sexuelle '. M. Otto Hinrichsen fait observer que M. Freud devient véritablement un mystique quand il parle de la libido et que grâce à la sublimation il étend tellement la signification de ce mot qu'il en arrive à pouvoir l'appliquer partout. M. Ladame proteste également contre ces abus de langage en rappelant le mot spirituel d'André Beauquier : ' Il faut respecter les mots, les toucher avec soin, il faut avoir peur de les contrarier, de les pervertir en les coupant de leurs racines . . . les mots ne dépendent pas de nous.'[4]

Je partage tout à fait l'opinion de ces critiques et j'ai déjà lutté depuis longtemps contre des abus de langage analogues. A l'époque où sévissait en France l'épidémie de la suggestion avec laquelle le mouvement psycho-analytique a tant d'analogie, les enthousiastes répétaient déjà que tous les phénomènes psychologiques ou physiologiques étaient des suggestions : les maladies étaient toutes des suggestions, les guérisons étaient des suggestions, les enseignements étaient des suggestions, les religions étaient des suggestions, etc. Comme ces auteurs se dispensaient d'ailleurs de définir la suggestion et en faisaient un phénomène quelconque pénétrant dans l'esprit ou dans le cerveau d'une manière quelconque, ils avaient beau jeu à déclarer triomphalement que tout était suggestion. J'ai

[1] J. J. Putnam, ' Personal impression of S. Freud and his work.' *Journal of Abnormal Psychology*, 1910. p. 375.

[2] A. Maeder, ' Le Mouvement Psycho-analytique,' *Année psychologique*, 1912.

[3] E. Jones, *Papers on Psycho-analysis*, 1913, préface, p. xi.

[4] Ladame, ' Névroses et Sexualité,' *L'Encéphale*, 1913, p. 59.

essayé de protester contre cette manière d'embrouiller les choses aussi néfaste pour la philosophie que pour la médecine. Aujourd'hui quand on veut recommencer le même jeu avec un mot qui s'y prête moins encore, le mot ' désir génital ', je dois répéter les mêmes protestations.

Ces exercices oratoires sont en réalité très faciles : avec un peu d'interprétation, de déplacement, de dramatisation, d'élaboration et avec très peu d'esprit critique on peut généraliser de cette manière n'importe quoi et faire rentrer tout dans tout. Les névroses étaient hier toutes des suggestions, aujourd'hui elles sont toutes des troubles sexuels, demain elles seront toutes des troubles du sens moral ou du sens artistique. Et pourquoi s'arrêter aux névroses ? Il n'y a pas longtemps on rattachait le tabès à des excès sexuels et les malades eux-mêmes finissaient par le croire aussi bien que les médecins. Je me fais fort de démontrer de la même manière que la tuberculose et le cancer sont des conséquences indirectes et inattendues de la masturbation des petits enfants. Je ne crois pas qu'il y ait rien de bien intéressant dans tous ces jeux de mots.

Ces exercices oratoires ne sont pas seulement insignifiants et inutiles, ils sont encore très dangereux. On pourrait les excuser s'ils portaient sur des mots forgés pour cet usage et sans signification précédente comme cela arrive dans le langage des métaphysiciens. Mais le mot ' suggestion ' et le mot ' désir sexuel ' ont déjà dans le langage un sens précis : si on se met à les ' sublimer ' on donne deux sens au même mot, ce qui certes ne contribuera pas à la clarté des discussions. Tout en prenant le mot dans le sens sublimé, on conservera les images et les significations qui lui sont associées dans le sens matériel. C'est ainsi que les psycho-analystes, tout en sublimant admirablement le mot ' amour ' nous parleront perpétuellement du ' complexe Œdipe, des masturbations de Narcisse, des petits enfants qui regardent un chien pendant qu'il couvre une chienne et de la gare du chemin de fer qui représente le va-et-vient du coït '. Une telle confusion ne sera favorable ni à l'étude de ' l'élan vital ' ni à l'étude des phénomènes sexuels dans l'humanité. Cette prétendue sublimation aura pour résultat la confusion des tendances les plus élevées de l'esprit humain avec les instincts qui sont communs à tous les animaux. Quand même il serait établi historiquement qu'une tendance supérieure dérive d'une inférieure elle n'en est pas moins aujourd'hui supérieure et n'en a pas moins des caractères qui lui sont propres et il n'y a aucune raison pour la confondre avec le phénomène qui lui a servi de point de départ.

Cette confusion qui serait déplorable dans toutes les sciences est encore plus déplorable s'il est possible dans les études médicales. Nous pouvons nous en rendre compte en examinant un problème qui intéresse particulièrement des médecins : le problème du traitement des névroses. La psycho-analyse, en effet, a été appliquée au traitement des maladies nerveuses et un grand nombre d'auteurs nous ont rapporté les succès qu'elle a obtenus. Personne ne songe à mettre en doute ces guérisons qui sont heureusement fréquentes dans les pratiques de la psychothérapie, quelles que soient les méthodes employées et les croyances de l'opérateur.

Le temple d'Esculape a guéri des milliers de malades, Lourdes a guéri des milliers de malades, le magnétisme animal a guéri des milliers de malades, la ' Christian Science' a guéri des milliers de malades, la suggestion hypnotique a guéri des milliers de malades, et la psycho-analyse a guéri des milliers de malades, ce sont là des choses incontestables. Mais, si j'ose dire ma pensée, ce point-là, qui intéresse sans doute les malades guéris, n'a pas grand intérêt pour les médecins. Ce qui est intéressant pour nous, ce sont les malades qui ne sont pas guéris, qui réclament actuellement notre secours et la question importante est de savoir si nous pouvons leur appliquer le traitement qui a si bien réussi pour les malades précédents et si nous avons quelques chances d'obtenir le même succès. Il ne suffit pas de nous dire qu'un malade a été guéri après avoir été plongé dans une piscine ou après avoir raconté en grand détail ses premières masturbations, il faut encore nous faire comprendre le déterminisme qui relie ces phénomènes et nous prouver que c'est le bain ou le récit qui ont déterminé la guérison. Or, cela ne me semble pas facile à établir : sans parler de la difficulté de constater des guérisons de ce genre, il est bien difficile d'éliminer les autres influences qui ont pu modifier la maladie. La plupart des névropathes sont des individus intoxiqués, fatigués, suggestibles et souvent le traitement a été accompagné d'un changement de régime, d'un repos physique et moral, et de suggestions puissantes. Ces malades sont surtout des déprimés qui sont remontés par toutes les causes d'excitation : ils sont heureux que l'on s'occupe d'eux, qu'on leur applique une méthode nouvelle de traitement, une méthode contestée, bizarre et un peu surprenante par son mépris apparent de la pudeur banale. Ils sont fiers que leurs observations servent à établir une méthode médicale qui guérira tous les maux du genre humain, ils éprouvent un légitime orgueil à la pensée qu'ils collaborent avec un grand homme à la rénovation de la médecine. Combien de malades autrefois ont trouvé la guérison dans les passes du magnétisme animal, parce que les longues séances, les recherches de pratiques étranges et merveilleusement bienfaisantes, les aspirations vers la lucidité donnaient une occupation à leur vie, un aliment à leur imagination et à leur vanité. Si, par hasard, de telles influences ont joué un rôle à l'insu de l'observateur dans les guérisons qui nous sont rapportées, sommes-nous certains de pouvoir les obtenir de nouveau en appliquant seulement les règles données par ces observateurs mais sans y joindre ces modifications de régime, ce repos, ces suggestions, ces excitations dont ils ont oublié de nous parler. C'est pourquoi il n'est pas très utile d'exposer devant des médecins les milliers de guérisons que l'on a obtenues et c'est pourquoi on doit surtout leur indiquer avec beaucoup de précision le mécanisme physiologique et psychologique de ces guérisons et les raisons que l'on a de supposer que telle ou telle pratique bien définie a été bienfaisante.

La psycho-analyse semble utiliser deux procédés de traitement. L'un ne peut guère être expliqué en détail et pour cause : il consiste à conseiller au malade un coït normal et régulier avec l'usage d'un préservatif idéal: 'Cette pratique parfaite de la sexualité restera le plus souvent, d'après ces auteurs, le seul et le véritable remède.' L'autre procédé semble plus susceptible d'un enseignement méthodique : il consiste, si je ne me trompe, à généraliser l'application d'un procédé d'examen que j'avais indiqué moi-même dans mes premières études. J'avais montré qu'il peut être bon, dans certains cas d'hystérie, de rechercher le souvenir traumatique en apparence oublié et enfoui dans la subconscience et d'amener le sujet à exprimer clairement ce souvenir. Dans ma pensée, cette opération était un simple préambule qui permettait de mieux comprendre le sujet et de mieux diriger son traitement moral. Il fallait ensuite travailler à dissocier ce souvenir traumatique par la suggestion ou par tout autre moyen. Je dirais surtout aujourd'hui que ce souvenir traumatique mettait sans cesse devant les yeux du sujet une situation difficile à laquelle il n'avait pas pu s'adapter. Le rôle du médecin ne consiste pas seulement à découvrir quelle est cette situation qui arrête constamment le malade, mais il doit encore aider le sujet à s'adapter à cette situation, à la liquider en quelque sorte. Cette liquidation me semblait la partie la plus difficile de ces sortes de traitements à laquelle la recherche du souvenir subconscient servait seulement d'introduction.

La psycho-analyse en partant du même point de départ présente les choses beaucoup plus simplement : elle a attaché, comme nous l'avons vu, une importance colossale à la première opération, à la découverte du souvenir traumatique qui selon son enseignement doit toujours être d'ordre sexuel. Cette découverte, cette mise au jour doit suffire : le malade est guéri quand il a repris conscience de ce souvenir, de cette perturbation sexuelle qu'il a éprouvée dans sa petite enfance et qu'il a imprudemment refoulée dans le subconscient. ' Nous avons remarqué, disaient MM. Breuer et Freud dans leur premier travail sur l'hystérie, que les symptômes hystériques s'évanouissaient les uns après les autres et sans retour quand on réussissait à mettre l'élément provocateur en peine lumière et à réveiller l'état affectif qui l'avait accompagné.' [1] ' Comme tous les symptômes dépendent d'une excitation sexuelle détournée de son but original, il suffit de ramener l'attention du malade sur le phénomène sexuel primitif.' [2] La plupart des disciples me semblent encore aujourd'hui admettre ce mode de traitement comme essentiel : M. E. Jones, par exemple, résume toute la thérapeutique dans cette formule : ' Il suffit de rendre le malade capable de démêler les processus confus qui siègent au fond de lui-même.' [3] Le rappel à la pleine conscience de souvenirs sexuels refoulés sera donc le second procédé de traitement.

Pour ceux qui ne sont pas initiés, ces deux procédés de traitement ne semblent pas à première vue d'une efficacité incontestable. En songeant au préservatif idéal que M. Freud demande à la science médicale, je ne pouvais m'empêcher de songer que dans certains cas au moins les amants

---

[1] Breuer et Freud, *Hystérie*, p. 4.   [2] Freud, *Abwehrpsychosen*, p. 8.
[3] E. Jones, *Symposium de M. Morton Prince*, p. 114.

n'en ont pas besoin. Il y a des couples qui, même désirant des enfants, ont toujours été stériles, ceux-là n'ont point besoin d'attendre la découverte du préservatif idéal. Comment se fait-il que dans de tels couples il se rencontre des névropathes. Or je connais plusieurs exemples de ces ménages stériles et sans maladies vénériennes où le coït a toujours été, de l'aveu des deux conjoints, absolument normal, régulier et satisfaisant et où cependant l'un des deux présente des troubles névropathiques fort graves. Cette réflexion, je l'avoue, gêne ma confiance dans l'efficacité du premier procédé de traitement de la psycho-analyse.

Plusieurs auteurs ont fait à propos du second procédé des réflexions analogues. M. I. H. Coriat remarque, comme je l'avais fait moi-même, que les idées fixes ne disparaissent pas nécessairement parce qu'on les a rendues conscientes et que même après cette expression, il sera nécessaire de lutter contre un automatisme psychologique devenu conscient mais persistant.[1] M. Morton Prince fait observer que ces souvenirs, ces idées sont devenus subconscients parce qu'ils étaient en conflit avec les autres idées et les autres sentiments du sujet. Si on les ramène de force dans cette conscience qui ne les tolère pas, ils seront bien vite repoussés de nouveau et tout sera à recommencer indéfiniment. MM. E. Régis et A. Hesnard ajoutent qu'il n'est pas toujours prudent de causer indéfiniment avec des névropathes de leurs idées obsédantes et que l'on peut arriver par ce moyen à enfoncer plus profondément les idées dans l'esprit.[2] On pourrait présenter bien d'autres réflexions pour montrer que ces traitements ne s'imposent pas à première vue d'une manière indiscutable.

Comment pourrons-nous choisir entre ces opinions adverses ? Comment pourrons-nous juger de la valeur de ces méthodes thérapeutiques avant de les essayer de nouveau ? Comment pourrons-nous savoir quels sont les malades susceptibles d'en retirer un bénéfice ? Nous ne pourrons le faire qu'en comprenant très bien les observations qui nous sont présentées, en voyant très nettement à leur lecture de quels malades il s'agit, à quel symptôme le traitement s'adresse et comment il a été appliqué. Jamais le diagnostic, jamais le formulaire ne seront trop précis quand il s'agit d'apprécier la valeur d'un traitement et de le reproduire.

C'est à ce moment que nous sentirons cruellement les inconvénients du langage vague et métaphorique de la psycho-analyse. Non seulement, comme nous l'avons vu, tout est généralisé démesurément ; mais encore tous les termes ont un sens à demi-mystique ou plutôt ils ont un double sens et nous ne savons jamais comment il faut les interpréter. On ne sait plus du tout ce que c'est qu'un souvenir traumatique, un souvenir subconscient, ni surtout ce que ces auteurs entendent par sexualité et par troubles sexuels. Si nous nous permettons de prendre littéralement les mots ' masturbation, coït réservé, satisfaction sexuelle insuffi-

---

[1] I. H. Coriat, *Journal of Abnormal Psychology*, 1911, pp. 60, 167.

[2] E. Régis et A. Hesnard, ' La doctrine de Freud,' *L'Encéphale*, 1913, loc. cit.

sante ' on nous montrera du doigt en nous accusant de ' wilde Psycho-analyse '. Il faut que nous devinions que dans certains cas ' masturbation et coït incomplet ', cela signifie ' manque de satisfaction esthétique '. Mais il ne faudra pas cependant sublimer dans tous les cas : Comment nous y reconnaître ? Comment pourrons-nous nous rendre compte du diagnostic du malade et du genre de traitement qui lui a été appliqué ? Il me semble vraiment que c'est enlever à la psycho-analyse tout intérêt que de sublimer ainsi les mots qu'elle emploie et c'est pourquoi dans les premières parties de cette étude j'ai cru lui rendre plus de justice en prenant les mots dans leur sens usuel et intelligible.

Cependant, me dira-t-on, l'étude des rapports entre les instincts sexuels et les sentiments affectueux, l'étude des relations entre le sentiment de l'amour, les arts, les poésies et les religions ne peut pas être sans intérêt. Sans aucun doute, mais il y a ici un malentendu grave qu'il me paraît important de signaler. Ce sont là certainement des problèmes intéressants, mais intéressants à un point de vue particulier et pour un certain ordre d'études. Ce sont là des problèmes qui au moins dans la façon dont ils ont été discutés appartiennent à la philosophie générale et même à la métaphysique. Il ne faut certainement pas supprimer la métaphysique et je supplie que l'on ne me fasse pas dire un pareil blasphème. Mais il faut la laisser à sa place : il faut la discuter dans les ' templa serena ', dans l'atmosphère paisible des Congrès de philosophie ; il faut absolument éviter de la transporter au lit des malades et dans les salles d'hôpital dont l'atmosphère ne lui vaut rien. Je ne crois pas du tout pour ma part que les idées religieuses et morales soient sorties uniquement des instincts sexuels et je crois qu'il y aurait bien des choses à dire sur ce point si nous pouvions nous placer au point de vue de la philosophie générale, mais je me garderai bien de commencer cette discussion devant le Congrès de Médecine entre un rapport sur la démence précoce et un autre sur la fièvre typhoïde. Sans doute les idées et les mots doivent être réformés de temps en temps par des spéculations philosophiques, mais il faut laisser les philosophes faire ces réformes à loisir et attendre qu'ils se soient bien mis d'accord avant de faire pénétrer ces réformes dans le langage scientifique. La science actuelle et pratique doit prendre les idées et les mots comme ils sont dans la pensée de son époque. A moins de vouloir retourner à la Tour de Babel nous ne devons pas appliquer à des observations et à des études médicales des conceptions philosophiques que nous imaginons à plaisir et que les philosophes eux-mêmes n'ont aucune envie d'adopter. La psycho-analyse est avant tout une philosophie, intéressante peut-être si elle était présentée à des philosophes ; elle se rapproche, comme le remarquaient MM. E. Régis et A. Hesnard, ' des conceptions que Stahl, Heinroth et l'école dite psycho-logique allemande ' proposaient dans la première moitié du siècle dernier aux médecins philosophes que tentaient le problème métaphysique de la folie. Malheureusement la psycho-analyse veut être en même temps une science médicale et elle a la prétention de s'appliquer au diagnostic et au traitement des malades, voilà la véritable origine de toutes les difficultés et des malentendus que nous avons rencontrés dans son étude.

Si je ne me trompe beaucoup, la neurologie et la psychiatrie ont aujourd'hui besoin de tout autres études et ce n'est pas sous cette forme philosophique que la psychologie doit être présentée aux médecins. Bien souvent déjà les études psychologiques rédigées par des médecins ont affecté les allures de grandes métaphysiques et ont prétendu expliquer d'un seul coup l'histoire, la morale, les religions et les crises de nerfs. Peu à peu les médecins ont été obligés de renoncer à cette littérature, ils ont reconnu avec le vieil Aristote qu'il ne fallait pas ' mêler les genres ' et ils ont compris que ni la métaphysique, ni la médecine n'avaient intérêt à se confondre. La psychologie ne peut être acceptée dans les études médicales que si elle renonce aux ambitions démesurées et se borne à résumer la conduite et les attitudes des malades par des termes précis et bien définis en rattachant tous les faits par un déterminisme aussi rigoureux que possible.

Ce travail est évidemment très difficile, il ne peut se faire que lentement et nous sommes souvent tentés de dépasser nos observations incomplètes et nos inductions lentes par des généralisations hardies et par des interprétations symboliques et faciles. Il ne faut pas être trop sévère pour ces échappées de l'imagination. Ces rêveries consolantes sont peut-être nécessaires pour encourager les travailleurs et pour les aider à continuer leurs travaux pénibles. Très souvent un grand mouvement de recherches est provoqué par une de ces doctrines ambitieuses qui prétendent tout expliquer par un mot. La thèse orgueilleuse et puérile ne tarde pas à disparaître, mais il reste une foule d'observations précieuses qu'elle a aidé à recueillir. Personne aujourd'hui ne voudrait rappeller les prétentions de la suggestion universelle qui expliquait tout et qui guérissait tout il y a trente ans ; mais qui oserait nier que l'école de la Salpêtrière et l'école de Nancy ont puissamment contribué aux débuts de la psychologie pathologique et ont laissé une foule de connaissances utiles.

Il en est de même, si je ne me trompe, pour les études innombrables de M. Freud et de ses disciples. Puisque j'avais accepté de faire ce rapport, j'ai été obligé, bien contre mon gré, de montrer aux médecins les exagérations et les illusions qui déparent la psycho-analyse. Mais je sais bien que au-dessous de ces exagérations et peut-être grâce à elles se sont développées une quantité d'études précieuses sur les névroses, sur l'évolution de la pensée dans l'enfance, sur les diverses formes des sentiments sexuels. Ces études ont attiré l'attention sur des faits peu connus et que, par suite d'une réserve traditionnelle, on était trop disposé à négliger. Plus tard on oubliera les généralisations outrées et les symbolismes aventureux qui aujourd'hui semblent caractériser ces études et les séparer des autres travaux scientifiques et on ne se souviendra que d'une seule chose, c'est que la psycho-analyse a rendu de grands services à l'analyse psychologique.

OXFORD: HORACE HART
PRINTER TO THE UNIVERSITY

9 782013 612524